Klärungsprozesse in der Klärungsorientierten Psychotherapie

Rainer Sachse

Klärungsprozesse in der Klärungs-orientierten Psychotherapie

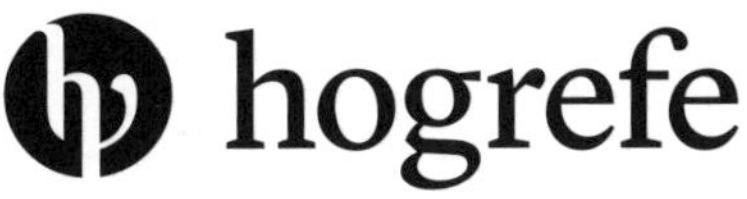

Prof. Dr. Rainer Sachse, geb. 1948. 1969–1978 Studium der Psychologie an der Ruhr-Universität Bochum. Ab 1980 Wissenschaftlicher Mitarbeiter an der Ruhr-Universität Bochum. 1985 Promotion. 1991 Habilitation. Privatdozent an der Ruhr-Universität Bochum. Seit 1998 außerplanmäßiger Professor. Leiter des Institutes für Psychologische Psychotherapie (IPP), Bochum. Arbeitsschwerpunkte: Persönlichkeitsstörungen, Klärungsorientierte Psychotherapie, Verhaltenstherapie.

Bibliografische Information der Deutschen Nationalbibliothek

Die Deutsche Nationalbibliothek verzeichnet diese Publikation in der Deutschen Nationalbibliografie; detaillierte bibliografische Daten sind im Internet über http://dnb.dnb.de abrufbar.

Hogrefe Verlag GmbH & Co. KG
Merkelstraße 3
37085 Göttingen
Deutschland
Tel.: +49 551 999 50 0
Fax: +49 551 999 50 111
E-Mail: verlag@hogrefe.de
Internet: www.hogrefe.de

Umschlagabbildung: istockphoto.com, © PeopleImages
Satz: ARThür Grafik-Design & Kunst, Weimar
Druck: Media-Print Informationstechnologie GmbH, Paderborn
Printed in Germany
Auf säurefreiem Papier gedruckt

1. Auflage 2016

(E-Book-ISBN [PDF] 978-3-8409-2726-3; E-Book-ISBN [EPUB] 978-3-8444-2726-4)
ISBN 978-3-8017-2726-0
http://doi.org/10.1026/02726-000

Inhaltsverzeichnis

Danksagung

Dies ist mein 51. Buch, und aus diesem Grunde ist es an der Zeit, an dieser Stelle einigen Personen, die mich in meinem Leben unterstützt und gefördert haben, meinen Dank auszusprechen.

Vorrangig danken möchte ich meiner Frau Claudia und meiner Tochter Meike.

Claudia hat mich immer unterstützt, mich in depressiven Phasen aufgebaut; wir hatten eine unglaublich schöne Zeit zusammen, haben zusammen gelacht, sind durch die Welt getobt und haben zusammen gearbeitet. Vor allem aber danke ich ihr für ihre Liebe und für ihre Solidarität.

Meike war immer eine Bereicherung meines Lebens, mit ihrer Freundlichkeit, ihrem Humor, ihrem Lachen und ihrer Herzlichkeit. Man kann mit ihr reden (z. B. über Filme!), mit ihr Spaß haben, aber auch mit ihr arbeiten. Ich danke ihr für ihr Da-Sein und dafür, dass sie mir viele Fehler verziehen hat.

Besonderer Dank gilt auch meiner Kollegin und Freundin Jana Fasbender, die mir beim Aufbau und bei der Leitung des Instituts eine unermessliche Hilfe war und immer da war, wenn es irgendwo Probleme gab. Ihr Optimismus ist nicht kleinzukriegen, und ich möchte ihr Lachen nicht missen.

Was meine Entwicklung als Psychotherapeut betrifft, so gilt mein Dank insbesondere meinem Kollegen und Freund Dietrich Graessner: In einer Zeit starker Ideologien hat er mir gezeigt, was Psychotherapie wirklich bedeutet. Er hat mir gezeigt, was Empathie sein kann und wie man Prozesse einfühlsam steuert.

Im Hinblick auf meine Uni-Zeit gilt mein Dank Prof. Dr. Dietmar Schulte, der mir Gelegenheit gab, an seinem Lehrstuhl zu arbeiten und zu forschen, der es mir ermöglichte, zu promovieren und zu habilitieren und Professor zu werden, obwohl meine Arbeiten weit vom Mainstream der Psychotherapie entfernt waren.

Dass er das tat ist außergewöhnlich, denn unsere Auffassungen von Psychotherapie sind etwa so weit auseinander wie Andromeda und die heimatliche Galaxis. Anders als die Galaxie und M31 haben sich unsere Positionen aber auch nie angenähert oder bewegen sich auf einen gemeinsamen Attraktor zu.

Obwohl ich nie das Privileg hatte, ihn persönlich kennenlernen zu dürfen, so habe ich doch in der Psychologie am meisten profitiert von Prof. Dr. Hans Hörmann: Seine Vorlesungen, Seminare und Bücher haben mich psychologisches Denken gelehrt und mir aufgezeigt, was Wissenschaft bedeutet.

Die Grundlagen von Wissenschaft verdanke ich auch Prof. Dr. Birgit Kröner-Herwig, die meine Diplomarbeit mit Scharfsinn, konstruktiver Kritik und viel Humor begleitet hat.

Mein Dank gilt auch Prof. Dr. Klaus Grawe, bei dem ich viel über Psychotherapie und Forschung lernen durfte und der meinen Nicht-Mainstream-Ansatz immer gefördert hat.

Mein Dank gilt auch meinen vielen Diplomandinnen und Diplomanden, meinen Doktorandinnen und Doktoranden, die mit mir zusammen Ideen entwickelt und getestet haben, die viel Arbeit und Mühe investiert haben, um meinen (manchmal doch recht hohen) Anforderungen gerecht zu werden.

Was mein eigenes Institut betrifft, so bin ich in der Aufbauphase vor allem Dirk Rohde, Oliver Püschel, Janine Breil, Jana Fasbender und Dr. Peter Schlebusch sowie meiner Frau

Claudia dankbar. Dirk Rohde war beim Abfassen der Anträge einem Formular-Phobiker wie mir enorm hilfreich. Oliver Püschel und Janine Breil waren enorm konstruktiv bei der konzeptuellen Ausgestaltung, dem Curriculum, der Homepage und vielem anderen. Jana Fasbender und Claudia haben im Aufbau der Leistung und der Ambulanz unschätzbare Dienste geleistet und tun es noch – ohne sie hätte das Institut nie entstehen können. Peter Schlebusch war die treibende Kraft im Aufbau des Sozialtherapeuten-Studiengangs.

Ein herzlicher Dank gilt auch meinem Konzeptentwicklungs- und Forschungsteam, mit dem zusammen ich viele Konzepte Schritt für Schritt entwickelt und empirisch erproben konnte: Dr. Janine Breil, Oliver Püschel, Jana Fasbender, Meike und Claudia Sachse, Peter Schlebusch, Steffi Kiszkenow-Bäker, Sandra Schirm, Markus Leisch.

Sehr dankbar bin ich auch meinen Freunden und Kollegen dafür, dass ich mit ihnen zusammen viele Ideen entwickeln, ausprobieren, elaborieren und in Büchern umsetzen konnte. Ich danke PD Dr. Thomas A. Langens, Prof. Dr. Philipp Hammelstein und PD Dr. Ueli Kramer.

Mein spezieller Dank gilt auch den Lektoren des Hogrefe-Verlages, Dr. Michael Vogtmeier und Frau Kathrin Rothauge, die enorm viele meiner Bücher super betreut haben und mir viele Anregungen gegeben haben.

Was meine Bücher angeht, so gilt mein Dank Dr. Anette Meistrowitz, die meine Manuskripte aus einer speziellen Variante der Hyroglyphen-Schrift in lesbare Sprache übersetzt hat und die eine beträchtliche Textdatei übersichtlich organisieren konnte. Und mein Dank gilt Wilfried Schäfer, der die Manuskripte in fertige Druckvorlagen verwandelt hat.

Mein Dank gilt aber auch meinen beiden Golden Retrievern Gracie und Flocke, die mir gezeigt haben, dass auch Hunde ausgeprägte Persönlichkeitsstile haben können, die genauso liebenswert sind wie die ihrer menschlichen Mithunde.

Alle Genannten haben zum Erfolg meiner Arbeit beigetragen. Ich danke Ihnen aber vor allem dafür, dass ich mit ihnen viel Spaß hatte und dass sie zu einem hohen Maß an Zufriedenheit beigetragen haben.

Bochum im August 2015 Rainer Sachse

1 Was sind und was sollen Klärungsprozesse: Eine Einführung

In diesem Kapitel wird ein Überblick darüber geben, was genau „Klärungsprozesse“ in der Psychotherapie sind und wozu sie therapeutisch eigentlich dienen.

Menschen weisen eine Reihe von *Annahmen* auf: Annahmen über die Realität, Annahmen über sich selbst, Annahmen über Beziehungen etc. (vgl. Beck, 1963, 1964, 1967, 1970a, 1970b, 1973, 1976, 1979; Beck & Greenberg, 1979; Beck, Rush, Shaw, & Emery, 1979; Sachse & Musial, 1981).

Etliche Annahmen sind *realistisch*, sie sind aus Erfahrungen abgeleitet und halten einer Prüfung im Alltag (einer empirischen Prüfung) stand. Aber viele Annahmen sind nicht realistisch, sie bilden die Realität nicht gut oder falsch ab. Sie würden einer Prüfung nicht standhalten, doch unglücklicherweise werden sie von den Personen gar nicht mehr geprüft; sie werden geglaubt.

Viele Annahmen, die Menschen haben, leisten ihnen durchaus gute Dienste, sie leiten sie zu guten Schlussfolgerungen an, helfen ihnen, Situationen schnell zu erfassen und richtige Entscheidungen zu treffen. Einige Annahmen sind jedoch ungünstig und führen zu Problemen: Sie führen zu falschen Interpretationen von Situationen, verleiten zu ungünstigen Entscheidungen, erzeugen störende Emotionen usw. (Sachse, 2014a, 2014b).

Es sind genau diese problemauslösenden oder *„problemdeterminierenden Annahmen“*, um die es in der Psychotherapie geht: Diese müssen identifiziert, geklärt und verändert werden.

Unglücklicherweise haben Personen jedoch Annahmen nicht so gespeichert wie „normale“ Erinnerungen: Vielmehr bilden Annahmen *Schemata*. Und Schemata weisen neben den Inhalten (= Annahmen) noch weitere wichtige *psychologische Charakteristika* auf: Sie werden automatisch durch Situationen (also „von unten nach oben“, „bottom up“) aktiviert („getriggert“), und wenn sie einmal aktiviert sind, dann nehmen sie starken Einfluss auf die Verarbeitung von Information („von oben nach unten“, „top down“). *Daher bestimmen dann die Annahmen der Schemata die aktuellen Interpretationen von Situationen und damit Emotionen und Handlungen in hohem Maße mit* (Sachse, 1992a, 2006a, 2008a, 2014a).

Enthalten die Schemata nun günstige Annahmen, können diese Schemata funktional sein (was viele Schemata auch sind; deshalb sind sie auch „Ressourcen“): Sie helfen einer Person, schnell zu verstehen, was abläuft, schnell zu handeln etc.

Enthalten die Schemata jedoch ungünstige (= dysfunktionale) Annahmen, dann führen die Schemata zu falschen, problematischen Interpretationen von Situationen und damit zu problematischen Handlungen und Emotionen.

In diesem Fall ist es wichtig
- zu identifizieren, *dass* Schemata an einem Problem beteiligt sind,
- diese Schemata bzw. ihre Inhalte (die Annahmen) herauszuarbeiten, d.h. genau zu *klären*,
- diese Schemata zu bearbeiten und zu verändern.

Alltagserfahrungen, Therapieerfahrungen und Prozessforschungsstudien (s.u.) zeigen aber nun, dass Personen große Teile ihrer Schemata nicht ohne therapeutische Hilfe klären (also benennen, in Sprache ausdrücken) können: Oft können sie einige Annahmen benennen oder in Fragebögen angeben; „tiefer" liegende Annahmen sind ihnen jedoch nicht mehr zugänglich.

Studien zeigen,
- dass die Klärung von Schemata für Klienten sehr schwierig ist,
- dass Klienten dazu spezielle Unterstützung von Therapeuten benötigen,
- dass Therapeuten zur Anregung von Klärung spezielle therapeutische Techniken brauchen,
- dass Klärungsprozesse auf jeden Fall Zeit brauchen.

Klienten können in aller Regel ohne therapeutische Hilfe und ohne spezielle Klärungsarbeit
- relevante Schema-Aspekte nicht bewusst repräsentieren,
- relevante Schema-Aspekte nicht auf Nachfragen angeben,
- relevante Schema-Aspekte auch in entsprechenden Fragebögen nicht angeben.

Daher sind Klärungsprozesse weder einfach noch trivial: Man muss definieren, was genau Schemata sind, wie Schemata wirken, welche Arten von Schemata es gibt; man muss bestimmen, was Klärung bedeutet und welche psychologischen Prozesse bei einer Klärung beteiligt sind; und man muss beschreiben, wie genau Therapeuten die Klärungsprozesse von Klienten fördern können, welche Interventionen und Strategien sie anwenden sollten.

Wie keine andere Therapieform hat sich die Klärungsorientierte Psychotherapie (KOP) mit der Erforschung von Klärungsprozessen, mit der theoretischen Fundierung solcher Prozesse und der Entwicklung therapeutischer Interventionen und Strategien zur Steuerung von Klientenprozessen von Klienten durch Therapeuten beschäftigt (Sachse, 1982, 1984, 1986a, 1986b, 1986c, 1988a, 1989, 1992a, 1996, 1999a, 2000a, 2000b, 2005a, 2005b, 2006a, 2006c, 2007a; Sachse & Breil, 2011; Sachse, Breil & Fasbender, 2009; Sachse & Fasbender, 2010, 2014a, 2014b; Sachse, Fasbender & Breil,

2009; Sachse, Fasbender & Sachse, 2011a, 2011b; Sachse & Maus, 1991; Sachse & Sachse, 2009, 2011; Sachse, Püschel, Fassbender & Breil, 2008; Sachse, Breil, Fasbender, Püschel & Sachse, 2009).

In diesem Buch möchte ich mich der Frage der Klärungsprozesse noch einmal *unter Einbezug des derzeitigen Forschungsstands* zuwenden und *sehr praxisorientiert* aufzeigen, was Klärung in der Psychotherapie bedeutet.

Ich werde mich dabei zunächst der Frage zuwenden, *was* im Klärungsprozess geklärt werden soll und mich daher mit der *psychologischen Funktion von Schemata* befassen (Kapitel 2).

Im Anschluss daran werde ich darstellen, worum es bei Klärung genau geht, wie Klienten Klärungsprozesse durchführen und wie Therapeuten die Prozesse von Klienten konstruktiv steuern können (Kapitel 3).

Anschließend werde ich dann die Stufen der Klärungs- oder Explizierungsprozesse näher beschreiben, um Therapeuten eine Art „Klienten-GPS“ für die Orientierung zu geben, wo ein Klient sich aktuell im Prozess befindet (Kapitel 4).

Therapeuten sollen Klienten in ihrem Klärungsprozess aktiv und konstruktiv unterstützen: In Kapitel 5 erörtere ich die Frage, wie sie dies konkret tun können.

In Kapitel 6 beschäftige ich mich mit der Frage, welche Arten von Interventionen Therapeuten konkret bei der Steuerung von Klientenprozessen verwenden können und welche Strategien sie einsetzen können.

In Kapitel 7 wende ich mich einer besonders wichtigen therapeutischen Strategie zu: Dem Explizieren. Dabei setzt ein Therapeut vom Klienten gemeinte, aber nicht explizit in Sprache ausgedrückte Inhalte explizit in Worte um; er hilft dem Klienten dabei, unklare, „gefühlte“, nicht klar fassbare Bedeutungen in explizite Begrifflichkeiten zu übersetzen.

2 Schema-Theorie

2.1 Was sind Schemata?

In diesem Kapitel wird behandelt, was Schemata sind, welche psychologische Funktion Schemata haben und warum Schemata für persönliche Probleme von Klienten hoch relevant sind.

Bei Schemata kann man *Inhalt und Funktion* unterscheiden:

- Jedes Schema hat einen bestimmten *Inhalt*, z. B. eine *Struktur bestimmter Annahmen*: Diese Inhalte machen das Schema spezifisch. Dabei handelt es sich z. B. um Annahmen wie „ich bin ein Versager“, „ich bin unattraktiv“, „in Beziehungen wird man nicht ernst genommen“, „ich muss der Beste sein“ etc.
- Jedes Schema hat *psychologische Funktionen*, z. B. dass es durch Stimuli automatisch aktiviert wird und dass es dann die Informationsverarbeitung steuert etc.

Schemata sind *organisierte Strukturen von Inhalten, die sich durch Erfahrungen und Schlussfolgerungen aus Erfahrungen bilden* (Flammer, 1988) und deren Aktivierung aktuelle Verarbeitungsprozesse (stark) beeinflusst (vgl. Bartlett, 1932; Beck, 1979; Crocker, Fiske & Taylor, 1984; Hedlund & Rude, 1995; Herrmann, 1965; Mandler, 1979; Norman, 1982; Norman & Bobrow, 1975; Piaget, 1945, 1952, 1954, 1976; Power & Dalgleish, 1997; Rumelhart, 1980; Sachse, 1992a, 2014a; Schank & Abelson, 1977; Segal, 1988; Tallis, 1995; Taylor & Crocker, 1981; Teasdale & Barnard, 1993).

Schemata[1] werden durch aktivierende Stimuli („bottom up“) aktiviert („getriggert“) und steuern dann („top down“) die Informationsverarbeitung der Person. Dabei können Schemata alle Arten der Informationsverarbeitung beeinflussen: Situationsinterpretationen, Interpretationen der persönlichen Relevanz, der Coping-Fähigkeiten usw. Schemata können somit auch die Emotionsgenese in hohem Maße beeinflussen (Ulich, 1991, 1994; Ulich & Mayring, 1992; Ulich, Kienbaum & Volland, 1999).

Schemata weisen einige wesentliche Charakteristika auf:

1. Die Aktivierung von Schemata erfolgt durch vorhandene oder vorgestellte Situationen *automatisch* und kann von der Person nicht direkt willentlich herbeigeführt werden. Um ein Schema zu aktivieren, muss sich eine Person deshalb eine relevante Situation möglichst konkret vorstellen.

---

1 Ich möchte von „Annahmen“ sprechen, wenn ich die jeweiligen *Schema-Inhalte* meine, und von „Schemata“, wenn ich die psychologischen *Funktionsaspekte* eines Schemas betonen möchte.

2. Die Aktivierung von Schemata erfolgt schnell und kann in der Regel von einer Person kaum kontrolliert werden.
3. Sobald ein Schema aktiviert ist, dominiert es in hohem Maße die Informationsverarbeitung und führt zu einer Art von „voreingenommener" Verarbeitung („voreingenommen" deshalb, weil die Verarbeitungsergebnisse extrem starr durch das Schema determiniert werden und damit reale Gegebenheiten kaum noch berücksichtigen).
4. Durch diese Verarbeitungen gelangt eine Person zu Schlussfolgerungen, die subjektiv stark überzeugend sind und von der Person nur schwer in Frage gestellt werden können.
5. Dabei können die schema-gesteuerten Verarbeitungen (mehr oder weniger) stark von „der Realität" (d. h. von einer durch sorgfältige Analyse-Prozesse zustande gekommenen Interpretation!) abweichen.

Schemata können *aktiv* sein, d. h. sie sind leicht aktivierbar und determinieren damit aktuell die Informationsverarbeitung erkennbar in hohem Maße; Schemata können aber auch *latent* sein, d. h. sie sind nicht leicht aktivierbar und determinieren die Informationsverarbeitung nur indirekt, sind in ihren Effekten aber noch erkennbar (Ellis & Moore, 1999; Hedlund & Rude, 1995).

2.2 Kognitive und affektive Schemata

Man kann annehmen, dass es kognitive (dysfunktionale) Schemata gibt (Beck, 1979), also Schemata, die Annahmen *in einem kognitiven Code enthalten*. Diese Schemata entstehen in der Biografie einer Person durch sich wiederholende Erfahrungen (z. B. kontinuierliche Abwertungen durch einen Elternteil) und *Schlussfolgerungen* daraus („ich bin nicht liebenswert"): Dadurch entstehen Annahmen, *die „Verdichtungen", „Komprimierungen" von Erfahrungen sind* und Annahmen, die (durch Schlussfolgerungen und „Katastrophisierungen") z. T. weit über tatsächliche Erfahrungen bzw. tatsächlich erhaltenes Feedback hinausgehen.

Daher bilden Schemata auch biografische Erfahrungen einer Person nicht einfach ab; und daher stimmen Schema-Inhalte oft auch nicht völlig mit im episodischen Gedächtnis gespeicherten Gedächtnisinhalten überein: Schemata sind keine Abbildungen der Realität, sondern *Konstruktionen der Person*!

Eine Person verarbeitet jedoch biografische Erfahrungen und in der Biografie erhaltenes Feedback nicht nur kognitiv; wie ausgeführt gehen wir davon aus, dass immer auch eine parallele *affektive Verarbeitung von Ereignissen stattfindet*. Wiederholen sich im affektiven Verarbeitungssystem bestimmte Verarbeitungen immer wieder, dann, so kann man annehmen, entwickeln sich hier ebenfalls Schemata: *Affektive Schemata*, die, dem affektiven System entsprechend, auf affektive Interpretationen basieren und die daher affektive Bedeutungen enthalten, also Bedeutungen in einem perzeptuell-sensumotorischen Code (vgl. Pascual-Leone, 1990a, 1990b, 1991; Tallis, 1999; Teasdale & Barnard, 1993).

Ansonsten funktionieren diese Schemata aber genauso wie kognitive: Sie werden automatisch durch Stimuli aktiviert und determinieren, wenn sie aktiviert werden, die Informationsverarbeitung: *In diesem Fall allerdings determinieren sie die Informationsverarbeitung im affektiven System.* Und genauso wie im kognitiven Verarbeitungssystem, so können affektive Schemata im affektiven System zu voreingenommenen (weil durch Schemata festgelegten) unflexiblen und dysfunktionalen Verarbeitungen und Bedeutungen führen, zu störenden, mit zielführendem Verhalten interferierenden Affekten usw. Und somit kann es eben auch dysfunktionale affektive Schemata geben.

Wir gehen davon aus, dass problematische Schemata in der Regel kognitive und affektive Anteile aufweisen. Rein kognitive Schemata und rein affektive Schemata sind (wahrscheinlich) selten: Bei rein kognitiven Schemata ist eine Klärung und Bearbeitung meist einfacher (aber nicht unbedingt einfach!); bei rein affektiven Schemata ist es meist notwendig, diese durch therapeutische Methoden wie Focusing zuerst in eine kognitive Repräsentation „zu übersetzen", bevor sie weiter therapeutisch bearbeitet werden können (vgl. Sachse, 2006b, 2014b; Sachse & Langens, 2014a; Sachse, Breil, Fasbender, Püschel & Sachse, 2009).

2.3 Verarbeitungsprozesse

Situationen führen (über elementare Verarbeitungsprozesse) „bottom up" (von unten nach oben) zu einer Aktivierung relevanter Schemata. Einmal aktiviert führen Schemata zu bestimmten Kognitionen, Interpretationen der Situation; Schemata lösen aber auch (über ihre affektiven Informationen und entsprechende Verarbeitungsprozesse) Affekte (z. B. Unwohlsein, „Druck auf der Brust", u. a.) aus; Schemata können auch weitere Interpretationsprozesse auslösen, durch die es dann zu Emotionen (Angst, Ärger, usw.) kommen kann (vgl. Sachse & Langens, 2014b). Schemata können aber auch direkt Handlungsimpulse (z. B. Flucht- oder Vermeidungstendenzen) auslösen.

Alle diese Schemaeffekte können zu ungünstigen Verarbeitungsprozessen, zu ungünstigem Erleben und Verhalten der Person führen: Die Person interpretiert eine Situation falsch, empfindet ungünstige Affekte und Emotionen, handelt so, dass hohe Kosten entstehen.

Die Schemaeffekte können auch mit kompetentem und funktionalem Handeln der Person interferieren, sodass wieder ungünstige Effekte (Kosten für die Person) entstehen.

Viele Probleme von Personen gehen auf ungünstige dysfunktionale Schemata zurück. Auf ein Schema wie z. B. „ich bin ein Versager" (mit allen weiteren Implikationen, s. u.) kann Prüfungsangst zurückgehen, auf ein Schema „ich bin unattraktiv" (mit allen weiteren Implikationen, s. u.) kann zurückgehen, dass sich zwar jemand eine Partnerin/einen Partner wünscht, sich aber nie traut, die Initiative zu übernehmen, weil er mit Ablehnung rechnet und Angst davor hat, die Zurückweisung könnte seine negativen Annahmen auch noch bestätigen.

Probleme gehen *sehr oft* nicht auf reine „Konditionierungsprozesse" zurück und auch nicht (nur) auf soziale Kompetenzdefizite, sondern auf ungünstige Annahmen, die eine Person über sich selbst, über Beziehungen, über die Realität hat: Die Annahmen führen dann, wenn sie in betreffenden Situationen aktiviert werden, zu Unsicherheit, Angst, Vermeidung, zu ungünstigen Interpretationen der Situation (als „bedrohlich", als Situation, „in der man scheitern kann", als Situation, „in der man wieder abgewertet wird" usw.) und zu ungünstigen Handlungen. Dieses ungünstige Erleben und Verhalten der Person *wird dann nicht von der Situation selbst erzeugt*, in der sich die Person befindet, sondern durch die aktuellen Verarbeitungsprozesse, die wiederum durch die Schemata determiniert werden, die durch die Situation aktiviert werden. Schema-theoretisch gesehen sind „Situationen" nicht „Ursachen" des Verhaltens (wie in der klassischen Skinner-Theorie und der darauf basierenden Verhaltensanalyse), sondern nur „Auslöser" dysfunktionaler Verarbeitungsprozesse, die dann wiederum Effekte auf Verhalten ausüben.

Auslösende Situationen aktivieren Schemata, die dann zu aktuellen Verarbeitungsprozessen (Kognitionen, Affekten, Emotionen, Handlungsimpulsen) führen, die dann wiederum Handlungen initiieren. Situationen führen nicht direkt zu Verhalten; zentral sind dagegen die relevanten Schemata und die durch diese initiierten aktuellen Verarbeitungsprozesse.

Damit erweitert die Schematheorie die klassische Theorie der Verhaltenstherapie (VT) *um Verarbeitungsprozesse und Schemata* (Abbildung 1): Situationen lösen über die Aktivierung von Schemata aktuelle Verarbeitungsprozesse („automatische Gedanken", Interpretationen, Affekte, Handlungsimpulse) aus und *diese* (nicht die Situation selbst) determinieren dann die Handlung!

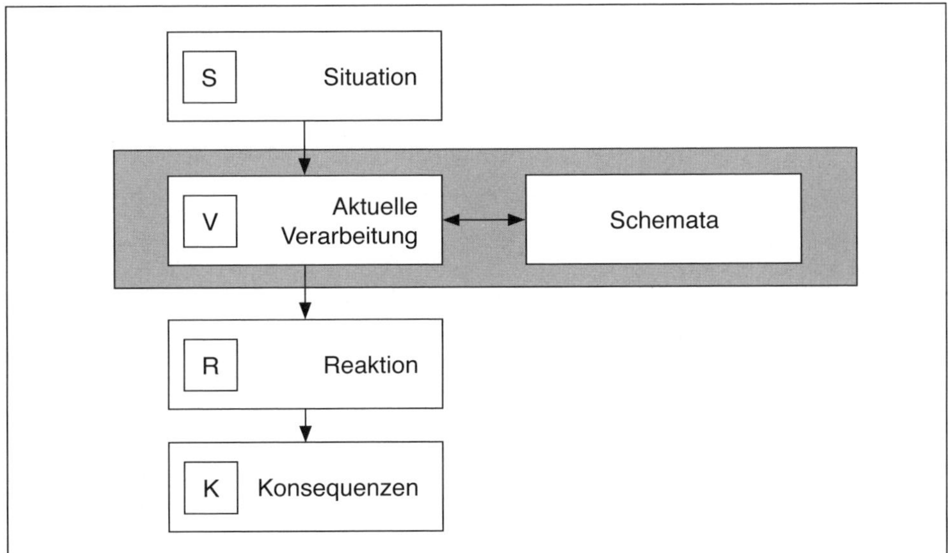

Abbildung 1: Situation und Schema

Daher ist es therapeutisch dann auch wichtig,

- diese relevanten Schemata zu identifizieren,
- sie valide kognitiv zu repräsentieren, sie also der Person „bewusst" und verständlich zu machen,
- sie durch therapeutische Interventinen zu hemmen und durch konstruktive, alternative Schemata zu ersetzen.

Anders als in der „klassischen" Verhaltenstherapie konzentrieren sich Therapeuten in der Klärungsorientierten Psychotherapie (KOP) damit auch nicht auf die Analyse von Situationen: Situationen sind zwar als Auslöser von Schemata weiterhin wichtig, sie sind aber „nur" der Ausgangspunkt „wundervoller" Klärungsprozesse: Und *genau auf diese Klärungsprozesse* konzentrieren sich Therapeuten in der KOP (vgl. Sachse, 1986a, 1986b, 1986c, 1996, 2000a, 2000b, 2000c, 2003a, 2003b, 2005a, 2005b, 2006a, 2006b, 2007a; Sachse & Breil, 2011; Sachse, Breil & Fasbender, 2009; Sachse, Breil, Fasbender, Püschel & Sachse, 2009; Sachse & Fasbender, 2010; Sachse, Fasbender & Breil, 2009; Sachse, Fasbender & Sachse, 2011a, 2011b)!

2.4 Exekutive Schemata

Wir wollen uns hier vor allem mit solchen Schemata befassen, die Grawe (1998) als „exekutive Schemata" bezeichnet hat, also mit Schemata, die auch tatsächlich in die Verarbeitung einer Person eingreifen, wenn sie aktiviert sind.

Exekutive Schemata sind solche, in denen Schlussfolgerungen aus Erfahrungen (nicht die Erfahrungen selbst!) gespeichert werden: Aus Reihen von Erfahrungen zieht die Person *hoch generalisierte und völlig von konkreten Situationen abstrahierte Schlussfolgerungen* über sich selbst, über ihr eigenes Wohlergehen, über Beziehungen, über „die Realität". Exekutive Schemata sind somit hoch generalisiert und komprimiert *und* für die Person *hoch relevant*: Es sind relevante Annahmen über die eigene Person („ich bin ein Versager"), über Beziehungen und die Relevanz von Beziehungen für die eigene Person („in Beziehungen werde ich nicht akzeptiert") oder über Realität und die Relevanz der Realität für die eigene Person („mein Verhalten hat keinen Effekt auf andere").

Diese exekutiven Schemata sind es, die durch relevante Situationen aktiviert werden und deren Aktivierung die weitere Informationsverarbeitung und Handlungsregulation einer Person steuern.

Wie ausgeführt können dysfunktionale Schemata bestimmte Interpretationen stark beeinflussen und damit zu bestimmten Emotionen führen: So kann die Annahme, eine Situation sei gefährlich, dazu führen, Situationsaspekte als „gefährlich" zu interpretieren; die Annahme, „man könne sie nicht bewältigen", kann dazu führen, die eigenen Bewältigungsmöglichkeiten stark zu unterschätzen. Dadurch kann eine Angstreaktion ausgelöst werden, die in keiner Weise auf eine reale Gefahr hinweist (was adaptiv wäre), sondern die eine Gefahr vorspiegelt (und damit dysfunktional ist). Deshalb können Emotionen, die auf dysfunktionale Schemata zurückgehen, in hohem Maße unangepasste, störende, mit funktionalem Verhalten interferierende Emotionen erzeugen.

Und damit gilt auch: Eine Emotion weist nicht automatisch valide auf persönlich hoch relevante Ereignisse hin: Leider kann sie auch auf hoch dysfunktionale Schemata hinweisen, die der Klient dringend klären und bearbeiten sollte.

Ähnliche Überlegungen gelten auch im affektiven Bereich: Hier haben wir ausgeführt, dass affektive Verarbeitungen in hohem Maße Bedeutungen erzeugen, die auf hoch persönlich relevante Motive, Erfahrungen usw. hinweisen, also die hoch relevante Informationen über die Person selbst enthalten. Als *Potenzial* ist das auch weiterhin so: Affektive Bedeutungen *können* solche Informationsquellen sein.

Da es aber leider affektive Schemata gibt, die affektive Bedeutungen beeinflussen, können solche affektiven Bedeutungen immer auch auf dysfunktionale Schemata zurückgehen: Und in diesem Fall sind sie keine Informationen über hoch relevante persönliche Motive etc., sondern relevante Informationen über hoch dysfunktionale Schemata! *Das bedeutet aber, dass das affektive System der Person keineswegs eine a priori valide Informationsquelle über relevante persönliche Aspekte liefert:* Leider gibt es keine „organismische Wertungstendenz", so wie Rogers (1959, 1961; Rogers & Stevens, 1967) sich das gewünscht hat. Vielmehr muss eine Person mühsam lernen festzustellen, welcher Information „man trauen" kann, welche Information sich als wirklich relevant erweist und welcher Information man „misstrauen" muss: Hier muss man der Information nicht folgen, sondern sie als Anlass nehmen, die dysfunktionalen Schemata zu klären und zu „bekämpfen". Und bei dieser Aufgabe kann Psychotherapie eine wesentliche Hilfe sein.

2.5 Filter-Funktion und Akkommodation

Man muss davon ausgehen, dass Schemata eine *Filter-Funktion* ausüben: Schemata „lassen alle Informationen durch" oder verstärken diese Informationen sogar, die mit den Inhalten des Schemas übereinstimmen oder damit vereinbar sind. Und jede schema-konsistente Information kann das Schema stärken oder bestätigen: Aus der Sicht der Person ist es eine „Bestätigung durch die Realität", tatsächlich kommt der „Beweis" aber durch die voreingenommene und selektive Verarbeitung des Schemas zustande (und beweist damit eigentlich nur die Voreingenommenheit des Schemas!). Damit „stellt die Person gewissermaßen Beweise her", ohne dass ihr dies bewusst ist. Und je länger und ausgiebiger sie das tut, desto stärker (und änderungsresistenter) können die Schemata werden.

Piaget (1929) hatte angenommen, dass Schemata nicht nur ähnliche Informationen assimilieren, sondern dass sie auch akkommodieren, d. h. dass sie sich durch schema-inkonsistente Informationen *ändern*: Alle klinischen Erfahrungen zeigen allerdings das genaue Gegenteil: Hat eine Person einmal ein bestimmtes Schema gebildet, dann schottet sich dieses Schema durch seine Filter-Funktion komplett ab: Es nimmt schema-inkonsistente Information nicht zur Kenntnis oder wehrt sie systematisch ab. Und damit ändert sich ein Schema, wenn es einmal etabliert ist, auch kaum noch. Und damit nützt es dann im Hinblick auf Schemata auch nicht das Geringste, Klienten neue Erfahrungen machen zu lassen: Diese können zwar die Wissensbestände der Klienten ändern, nicht aber die Schemata. Aus diesem Grunde ist es auch therapeutisch schwierig und erfordert spezielle Therapie-Techniken, um Schemata systematisch zu ändern.

2.6 Schema-Ebenen

Analysiert man die „Binnenstruktur" relevanter Schemata genauer, dann kann man 3 Ebenen unterscheiden (Sachse et al., 2008; Sachse, Breil, Fasbender, Püschel & Sachse, 2009).

1. Auf der ersten Ebene weisen Schemata Annahmen auf.
Diese Annahmen sind, wie ausgeführt, „Verdichtungen" von Erfahrungen; es sind Annahmen über die eigene Person, Beziehungen oder „die Realität". Es sind Annahmen wie:
- Ich bin ein Versager.
- Ich kann Erwartungen anderer nicht gerecht werden.
- Ich bin nicht wichtig.
- In Beziehungen wird man abgewertet.
- Alle beeinträchtigen mich, behindern mich.

Auf dieser Ebene enthält das Schema also Aussage-Sätze der Art „ich bin …", „Beziehungen sind …", „die Realität ist …". Damit werden Dingen Eigenschaften zugeschrieben.

Diese Schema-Ebene kann noch „rein" kognitiv sein: In diesem Fall enthält sie Annahmen in Form von Realitätsaussagen. Dann erzeugt die *Aktivierung* dieser Schema-Ebene auch (nur) Kognitionen: „Automatische Gedanken", Interpretationen, usw.

In manchen Fällen sind jedoch mit den kognitiv formulierten Annahmen auch schon „affektive Annahmen" verbunden: So kann allein schon mit der Annahme „ich bin ein Versager" ein affektiver Schema-Anteil verbunden sein (was sich durch entsprechende Lernprozesse in der Biografie leicht erklären lässt): Aus den Erfahrungen wie Kritik, persönliche Abwertung usw. resultierten kognitive *und* affektive Verarbeitungen (auf der kognitiven Seite generalisierte Schlussfolgerungen über die eigene Person, auf der affektiven Seite Verarbeitungen, die zu massiv negativen Affekten und deren „Verdichtungen" in affektiven Schemata geführt haben).

2. Auf der zweiten Ebene weisen Schemata Kontingenz- oder Konsequenz-Annahmen auf.
Diese Kontingenz-Annahmen sind *wenn-dann-Beziehungen*, bei denen der wenn-Teil der Annahme aus Ebene 1 entspricht und der dann eine Konsequenz aus dieser Annahme spezifiziert:
- Wenn man ein Versager ist, dann wird man abgewertet.
- Wenn man nicht wichtig ist, dann ist man allein.
- Wenn man nicht wichtig ist, dann wird man ausgegrenzt.

Auf dieser Ebene kann es *ganze Serien* von hintereinandergeschalteten Konsequenz-Annahmen geben, die eine „Katastrophen-Stelle" bilden:
- Wenn man ein Versager ist, dann wird man abgelehnt,
- wenn man abgelehnt wird, dann ist man allein,
- wenn man allein ist, ist man einsam.

Der „dann-Teil" dieser Kontingenzen kann daher sehr ausgefeilt sein: Er kann lediglich eine Annahme enthalten, aber in der Regel enthält er „Serien von Annahmen", z. B.:
„Wenn ich ein Versager bin, dann
- werde ich abgewertet, dann
- werde ich nicht gemocht, dann

- werde ich ausgeschlossen, dann
- bin ich einsam und allein, dann
- bin ich hilflos und verlassen."

Hier ist es auch wesentlich zu sehen, dass die meisten Schemata in der Kindheit und Jugend der Person entstehen (wenn ein Kind wenig Ressourcen und Coping-Möglichkeiten hat, sich gegen Einflüsse zu wehren und tatsächlich stark verletzlich ist!). Eine wesentliche Konsequenz davon ist, dass die im Schema „gespeicherten" Katastrophen-Annahmen meist „Kind-Katastrophen" sind, also Katastrophen, die *ein Kind* befürchtet hat und die für *ein Kind* schlimm gewesen wären: Als Erwachsener hat die Person dann aber diese Annahmen immer noch und sie sind immer noch ängstigend.

Die Aktivierung von Aussagen dieser Schema-Ebene erzeugt wiederum zunächst Kognitionen; und dabei kann es u. U. auch bleiben. Sehr viel wahrscheinlicher ist es jedoch, dass die gespeicherten Konsequenzen bei ihrer Aktivierung *Bewertungen* triggern, also Aspekte des Motivationssystems aktivieren. In diesem Fall werden nicht nur Kognitionen ausgelöst, sondern (in hohem Maße) bereits Affekte und (durch weitere Verarbeitungsprozesse) auch Emotionen. Außerdem können Kontingenzannahmen bereits in stark mit affektiven Schema-Anteilen verbunden sein; damit kommt es dann bei einer Aktivierung dieser Schemaebene zu aktuellen Kognitionen *und* zu aktuellen Affekten.

3. Die dritte Ebene eines Schemas ist die Bewertungsebene.
Hier verbindet das Schema die Konsequenz-Annahme mit dem Motivations-(Bewertungs-)System: Und es ist, wie ausgeführt, das Motivationssystem, das letztlich festlegt, ob eine Konsequenz für eine Person schlimm, furchtbar, beängstigend, unangenehm usw. ist, *nicht* das kognitive System. Daher ist diese dritte Schema-Ebene auch von ganz entscheidender Bedeutung: *Denn (spätestens) hier entscheidet sich die persönliche Relevanz aller Annahmen und Konsequenzen!*

Man kann annehmen, dass der affektive Anteil an den jeweiligen Schemata von Ebene 1 zu Ebene 3 stark zunimmt (vgl. Abbildung 2).

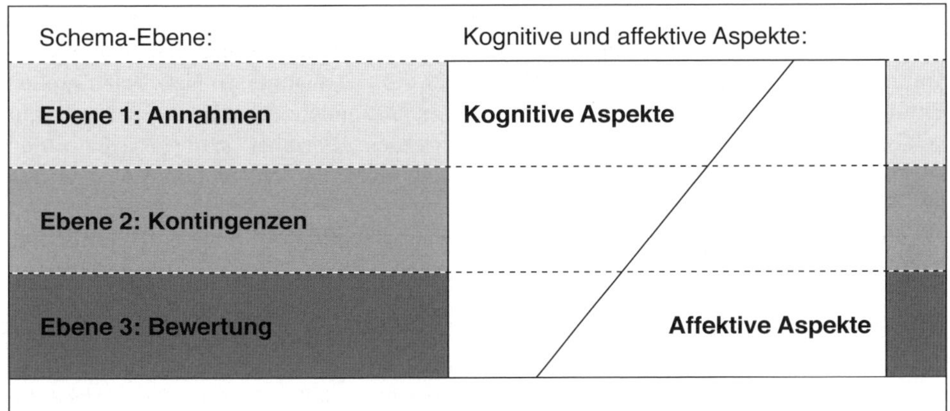

Abbildung 2: Anteil kognitiver und affektiver Aspekte auf den drei Schema-Ebenen

2.7 Netzwerkstruktur kognitiver Schemata

Analysiert man die Einzel-Aussagen kognitiver Schemata (auf allen Ebenen) genauer, dann wird deutlich, dass es nicht nur die einzelne Aussage gibt, sondern dass es „um jede Aussage herum“ *ein Netz damit assoziierter weiterer Annahmen gibt*; d. h. die Aussagen sind in ein Netz von Annahmen eingebettet (Collins & Loftus, 1975; Forgas, 1999; Hörnig, Rauh & Strube, 1993).

Und dies gilt sowohl für die kognitiven als auch für die affektiven Annahmen: Um zentrale „Kerne“ des Schemas sind jeweils mehr und mehr periphere Aspekte „angelagert“ (Abbildung 3).

Schemata sind meist *komplexe Strukturen*, schon auf der ersten Schema-Ebene: Eine Aussage wie „ich bin ein Versager“ hat viele, damit assoziativ verknüpfte, weitere Annahmen wie:

- „Ich werde Anforderungen nicht gerecht.“
- „Ich kann keine Vorträge halten.“
- „Ich kann nicht gut frei reden.“
- „Ich kann nicht einparken.“ usw.

Und selbst eine Annahme wie „ich bin ein Versager“ kann unter Umständen *mit noch zentraleren Annahmen verbunden sein*, die noch relevanter sind.

Schemata sind immer komplexe Strukturen von Annahmen: Ein Schema besteht nie nur aus einer einzelnen Annahme, auch nicht aus zwei oder drei Annahmen!

Schemata sind Netzwerke aus zentralen und peripheren Annahmen. Zentrale Annahmen sind relevanter für Verarbeitungsprozesse und damit für Probleme als periphere Annahmen. Damit sollten auch die zentralen Annahmen rekonstruiert und therapeutisch bearbeitet werden.

Das Schema weist damit in der Regel *eine oder mehrere zentrale Annahmen auf*: Diese Annahmen sind deshalb zentral, weil sie mit allen anderen Annahmen verbunden sind und weil deshalb ihre Aktivierung die Aktivierung aller anderen Annahmen „vorbereitet“ (engl. „primed“). „Zentral“ bedeutet damit, dass diese Annahme im Netz einen großen Einfluss hat. Um diese zentralen Annahmen herum sind andere Annahmen assoziativ „angelagert“, die nach außen hin immer peripherer werden: „Peripher“ sind sie deshalb, weil sie nur noch mit wenigen anderen Annahmen verbunden sind und weil ihre Aktivierung im „Netz“ nur noch relativ geringe Effekte hat.

In noch sehr viel größerem Maße gilt dies wahrscheinlich für Schema-Ebene 2: Die Konsequenzannahmen sind mit sehr hoher Wahrscheinlichkeit eng mit weiteren Annahmen vernetzt und wahrscheinlich *sind die ersten Annahmen, auf die man bei einer Analyse stößt, eher periphere Annahmen*; je „weiter die Kette reicht“, desto „schlimmer“ werden die Annahmen. Meist enden sie bei solchen Befürchtungen, die bei der Entwicklung der Schemata, also in der Kindheit oder im frühen Jugendalter die schlimmsten phantasierbaren Befürchtungen waren: Abgelehnt werden, ausgestoßen werden, völlig einsam und hilflos sein.

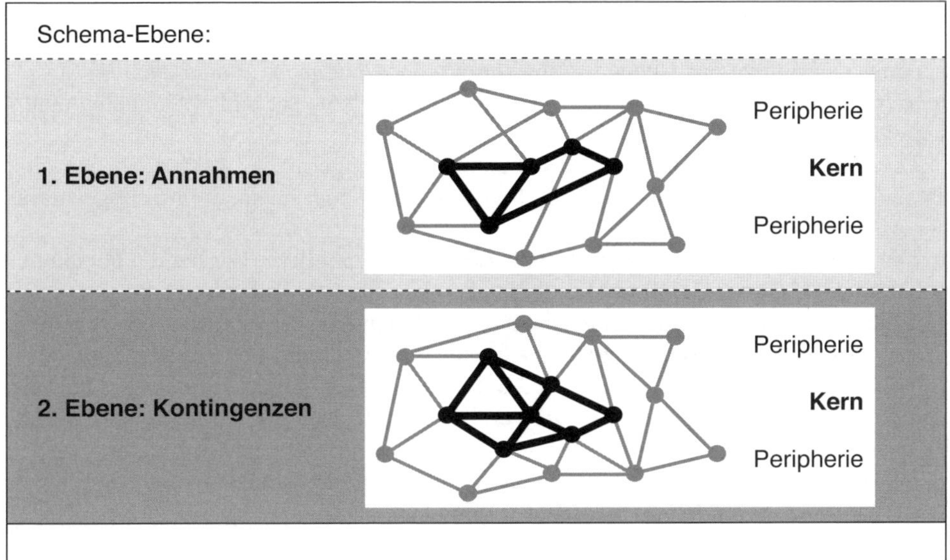

Abbildung 3: Aufbau eines Schemas aus Kernbereich und Peripherie

Die Aktivierung dieser Annahmen erzeugt dann bei Klienten oft auch ein Gefühl, als würde man mitten zwischen zwei Galaxien im intergalaktischen Leerraum ausgesetzt. Dies bedeutet aber auch: Da die Schemata sich wahrscheinlich in Kindheit oder früher Jugend bilden (denn dort können sich die Personen sehr schlecht gegen äußere Definitionen wehren und übernehmen diese!), *sind auch die schlimmsten Konsequenzen in den Schemata typische, negative Konsequenzen, die ein Kind oder Jugendlicher fürchtet*: Es ist die Konsequenz, allein und hilflos zu sein (mit den dazugehörigen Affekten), nicht die Konsequenz, arbeitslos zu sein oder mit einer Rotweinflasche unter einer Brücke zu liegen!

Betrachtet man ein solches Netz systemtheoretisch, dann muss man annehmen, dass die zentralen Annahmen des Schemas von sehr viel größerer Relevanz sind als die peripheren Annahmen: *Sie haben viel mehr Einfluss im Netz.*

Und diese Überlegung ist auch für die Veränderungen des Schemas relevant: Denn verändert man *zentrale* Annahmen des Schemas, dann kann man aus systemtheoretischen Überlegungen heraus annehmen, dass das auch eine *große Veränderungswirkung im Netz nach sich zieht:* Gelingt es, die zentrale Annahme des Schemas zu verändern, dann ändern sich sehr wahrscheinlich die damit assoziierten Annahmen auch bzw. sie lassen sich nach Veränderung der zentralen Annahmen relativ leicht verändern: *Die Veränderung der zentralen Annahme hat große Veränderungen im gesamten Netz zur Folge!* Gelingt es jedoch „nur“, eine periphere Annahme zu verändern (z. B.: „Ich kann nicht einparken.“), dann hat das sehr wahrscheinlich *überhaupt keine weiteren Auswirkungen auf das Netz:* Denn man kann auch dann ein Versager sein, wenn man einparken kann usw. Die therapeutische Bearbeitung peripherer Annahmen eines Schemas hat damit nur geringe Auswirkungen; sie ist therapeutisch ineffektiv!

2.8 Zugänglichkeit von Schemata

Schemata sind nicht nur Netzwerk-Strukturen von Annahmen, es sind auch *hierarchische Netzwerk-Strukturen*: Sie bauen aufeinander auf bzw. sie bilden Schichten unterschiedlicher *„Tiefe"*.

Die oberen Schichten sind der Person dabei noch einigermaßen zugänglich: Sie kann diese Annahmen u. U. auf einfaches Befragen angeben oder in einem Fragebogen darüber Auskunft geben.

Die nächste Schicht ist schon deutlich schwerer zugänglich: Hier hat die Person nur noch schwer Zugang: Um diese Annahmen herauszuarbeiten, braucht die Person in den meisten Fällen gute Unterstützung vom Therapeuten durch spezielle Klärungsstrategien.

Die nächste Schicht ist dann meist nicht nur schwer klärbar, sie unterliegt auch (starken) Vermeidungsprozessen: Um die Annahmen dieser Schicht zu klären, muss ein Klient nicht nur Klärungstechniken verwenden, er muss auch die Vermeidung konstruktiv bearbeiten.

Und dann gibt es u. U. noch eine Schicht, die nur äußerst mühsam und nach langer therapeutischer Arbeit herausgearbeitet werden kann.

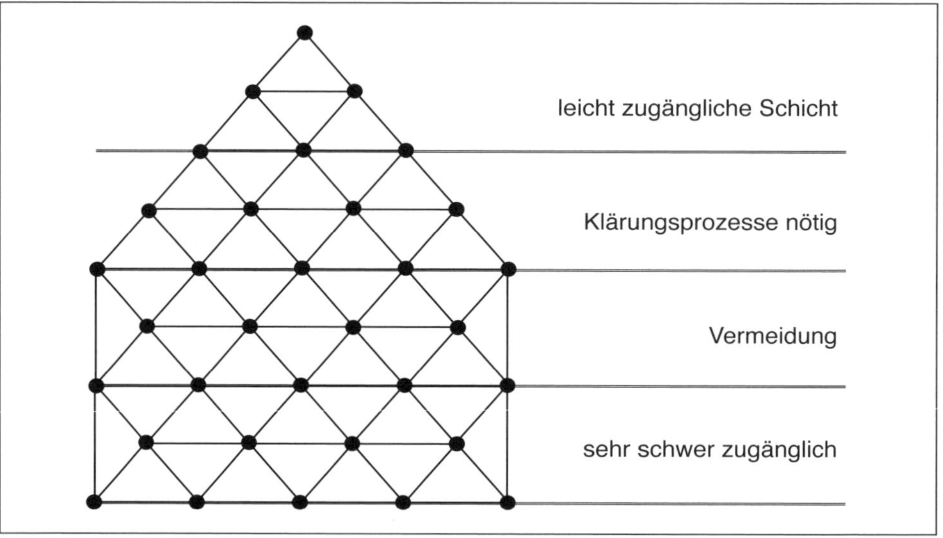

Abbildung 4: Unterschiedliche Zugänglichkeit von Schema-Annahmen

2.9 Schema-Arten

Wir unterscheiden vier Arten von Schemata (Sachse et al., 2008; Sachse, Breil, Fasbender, Püschel & Sachse, 2009):

- Zwei Arten *dysfunktionaler Schemata*:
  - Selbst-Schemata
  - Beziehungsschemata

- Zwei Arten *kompensatorischer Schemata:*
  - Norm-Schemata
  - Regel-Schemata

Dysfunktionale Schemata sind solche, die sich in der Biografie der Person durch „Verdichtungen von Erfahrungen" bilden und die aktuell die Informationsverarbeitung der Person stark und stark ungünstig beeinflussen.

Wir gehen davon aus, dass man zwei Arten dysfunktionaler Schemata unterscheiden kann: Selbst-Schemata und Beziehungsschemata (siehe dazu Sachse, 2014a; Sachse, Breil & Fasbender, 2009).

Selbst-Schemata sind solche, die Annahmen der Person über sich selbst enthalten wie „ich bin ein Versager", „ich bin nicht wichtig" u. a. sowie Kontingenzannahmen und Bewertungen dazu. *Beziehungsschemata* sind solche, die Annahmen der Person über Beziehungen enthalten, darüber, wie Beziehungen funktionieren, was man in Beziehungen zu erwarten hat sowie wiederum Kontingenzannahmen und Bewertungen dazu (z. B.: „In Beziehungen wird man abgewertet.", „Beziehungen sind nicht verlässlich." u. a.).

Diese Schemata sind dysfunktional, da sie zu negativen Erwartungen führen, aber vor allem auch zu negativen Interpretationen von Situationen, negativen Affekten u. a. Sie determinieren eine schnelle, hoch automatisierte Informationsverarbeitung und führen zu etwas, was wir *„hyperallergische Reaktionen"* nennen: Minimale situative Auslöser rufen schnell heftige (affektive) Reaktionen hervor. So kann z. B. jemand, der ein Schema hat „ich bin nicht wichtig" auf eine minimale Unaufmerksamkeit eines Interaktionspartners heftig verletzt und gekränkt reagieren.

In der Regel löst eine Aktivierung von Selbst- und Beziehungsschemata (da die kognitiven Annahmen in emotionale Verarbeitungsprozesse „eingespeist" werden) Emotionen wie Traurigkeit oder Betroffenheit aus; die Aktivierung der zweiten Schema-Ebene kann Angst auslösen.

Kompensatorische Schemata sind solche, die sich entwickeln, um die Annahmen der dysfunktionalen Schemata zu „falsifizieren", diese Schemata zu kontrollieren oder um die negativen Effekte der dysfunktionalen Schemata zu kompensieren.

Hier unterscheiden wir

- normative Schemata, also „Vorschriften" der Person für sich selbst und
- Regel-Schemata, also „Vorschriften" der Person für andere.

Normative Schemata enthalten Anweisungen darüber, wie die Person sein sollte oder sein muss: Sie enthalten damit *Ziele* der Person (im Sinne expliziter Ziele, vgl. Püschel & Sachse, 2009). Normative Schemata sind somit interaktionelle Ziele auf der Spielebene, also auf der Ebene intransparenten, manipulativen Handelns (also von Handeln, mit dessen Hilfe man Interaktionspartner dazu veranlasst, etwas zu tun, was sie von sich aus nicht tun würden; vgl. Sachse, 2001b; 2004b, 2013a, 2014e).

> *Normative Schemata* sind solche, die *„Anweisungen" der Person an sich selbst enthalten*, wie z. B.: „Sei erfolgreich.", „Sei der Beste.", „Sei die Wichtigste.", „Vermeide auf alle Fälle Blamagen.", „Vermeide alle Situationen, in denen du kritisiert werden könntest."

Normative Schemata enthalten somit Ziele in der Form von Vorschriften: „Sei XY.“, „Du musst XY.“, „Du darfst nicht XY.“ u. a. Dabei können diese Anweisungen für die Person in unterschiedlich starkem Ausmaß verbindlich sein, was wiederum davon abhängt, wie die Kontingenzebene dieser Schemata definiert ist (vgl. Sachse, Püschel, Fasbender & Breil, 2008).

Die Kontingenzebene normativer Schemata enthält zuerst Annahmen darüber, welche negativen Konsequenzen (die die dysfunktionalen Schemata androhen) durch die Befolgung der Anweisungen *nicht* eintreten, z. B.:

- „Wenn du der Beste bist, dann wird dich niemand abwerten.“
- „Wenn du der Beste bist, wird sich niemand von dir abwenden.“

Da die Kontingenzen somit zuerst das „Ausbleiben“ der in den dysfunktionalen Schemata angedrohten Konsequenzen spezifizieren, nennen wir diese Schemata „kompensatorisch“.

Die Kontingenzebene kann jedoch auch negative Konsequenzen für den Fall androhen, dass man die Norm *nicht* erfüllt: Und hier können einmal die gleichen Konsequenzen angedroht werden, die schon das dysfunktionale Schema spezifiziert hat, es können jedoch darüber hinaus *noch mehr* Konsequenzen spezifiziert werden. Und diese Konsequenzen können nun leicht bis mittelschwer sein: „Wenn du nicht erfolgreich bist, dann mag dich niemand.“ Oder sie können auch massive, existenzielle Katastrophen androhen, z. B.: „Wenn du Fehler machst, bist du moralisch völlig verwerflich und gehörst nicht mehr zu den Menschen.“ *Damit können die normativen Schemata noch weitaus schlimmere Konsequenzen androhen als die dysfunktionalen Schemata.*

Die Aktivierung von Normen erzeugt ein Gefühl von „Getriebensein“, von „unter Druck stehen“. Das Gefühl, Normen nicht zu erfüllen, erzeugt (über emotionale Verarbeitungsprozesse) Emotionen wie Schuld („schlechtes Gewissen“) oder Scham.

Und die Aktivierung der zweiten Schema-Ebene kann starke Angst auslösen.

Es ist hier sehr wichtig zu sehen, dass alle diese Normen *Ziele* definieren, die Annahmen der dysfunktionalen Schemata (vor allem der Selbstschemata) kompensieren: Sagt das Schema z. B. „ich bin ein Versager“, dann enthält das normative Schema Aussagen wie: „Sei erfolgreich.“, „Zeige dich als intelligent.“, „Sei der Beste.“ (oder: „Vermeide Kritik.“): *Dies sind alles Ziele, die die negativen Annahmen der dysfunktionalen Schemata falsifizieren oder dafür sorgen sollen, dass diese „nicht wahr werden“.* Damit sind die normativen Schemata wieder sehr eng inhaltlich mit den dysfunktionalen Schemata verbunden, und, was noch wichtiger ist: Die Ziele sind per definitionem alles *Vermeidungsziele*!

Man will nämlich nicht erfolgreich sein, weil es so viel Spaß macht, erfolgreich zu sein (was ein Annäherungsziel wäre!) und man will nicht der Beste sein, weil man dies genießen würde. Nein: Man will erfolgreich und der Beste sein, weil man dadurch *beweisen* will, dass man *kein* Versager ist! Alle normativen Ziele streben also keine positiven Zustände oder positive Affekte an, nein: *Sie streben die Aufhebung oder Vermeidung negativer Zustände oder Affekte an!*

Das gilt z. B. auch für Ziele wie: „Erhalte Aufmerksamkeit.“, „Sei die Wichtigste.“. Auch hier will man dies, weil man (aufgrund der dysfunktionalen Schemata) annimmt, man sei nicht wichtig und man erhalte keine Aufmerksamkeit. Man ist also nicht intrinsisch motiviert, man strebt keine positiven Effekte an, sondern man strebt immer die Aufhebung oder Vermeidung negativer Effekte an.

Alle Ziele normativer Schemata sind Vermeidungsziele.

Vermeidungsziele funktionieren psychologisch anders als Annäherungsziele (vgl. Ebner & Freund, 2009; Elliot & Covington, 2001; Kuhl, 1983a, 1983b, 2001): Die Verfolgung und Erreichung von Annäherungszielen befriedigt zentrale Motive und führt zu einem Zustand der Zufriedenheit (Brunstein, 1993, 1995, 2001; Brunstein, Lautenschlager, Nawroth, Pöhlmann & Schultheiß, 1995; Brunstein, Schultheiß & Grässmann, 1998), zu einem langsamen Absinken des Motivs in der Motiv-Hierarchie (Kuhl, 1983a, 1983b, 2001) und damit zu einem allmählichen Nachlassen der Bemühungen. Dagegen führt das Verfolgen und Erreichen von Vermeidungszielen zur Reduktion von Angst und Anspannung (C–), jedoch *nicht* zu einer Sättigung zentraler Motive und damit auch *nicht* zu einem Zustand von Zufriedenheit (Brunstein, 1993, 2001; Brunstein & Schultheiß, 1996; Brunstein, Lautenschlager et al., 1995; Brunstein et al., 1998; Kuhl, 2001; Kuhl & Koole, 2005): Das zentrale Motiv Anerkennung bleibt trotz aller Verfolgung von Vermeidungszielen hoch in der Motiv-Hierarchie!

Neben selbst- und normativen Schemata gibt es auf der Spielebene jedoch noch eine Art kompensatorischer Schemata: Regel-Schemata (vgl. Sachse, Breil & Fasbender, 2009).

Regel-Schemata enthalten keine Regeln, die die Person selbst befolgen soll, *sondern Regeln, die andere, die Interaktionspartner befolgen* sollen! Regel-Schemata enthalten somit *interaktionelle Erwartungen*, wie z. B.: „Andere haben mich respektvoll zu behandeln." Oder: „Ein Partner hat mir rund um die Uhr Aufmerksamkeit zu geben."

Auf der Kontingenzebene solcher Schemata stehen dann auch keine Katastrophen, die für die Person selbst eintreten könnten, sondern Konsequenzen, die dem Interaktionspartner von der regelsetzenden Person drohen, z. B.: „Wenn mich jemand nicht respektvoll behandelt, darf ich wütend reagieren." Oder: „Wenn mein Partner mir keine Aufmerksamkeit gibt, mache ich ihm eine Szene."

Regel-Schemata kompensieren insbesondere die negativen Beziehungserwartungen der dysfunktionalen Beziehungsschemata: Hat eine Person das Schema „in Beziehungen wird man nicht respektiert", dann entwickelt sie auf der Spielebene eine (mehr oder weniger starke) Erwartung an Interaktionspartner, die genau dieser Annahme widerspricht: „Dein Partner hat mich respektvoll zu behandeln – und wehe nicht!"

Diese Regel-Schemata führen nun dazu, dass Personen, die diese aufweisen, in Situationen, in denen Interaktionspartner gegen diese Regel verstoßen, nicht primär verletzt oder gekränkt reagieren (wie bei einer Aktivierung der dysfunktionalen Schemata), sondern wütend und ärgerlich. Denn *dieses* Schema besagt ja,

- dass ihnen Respekt *zusteht* und sie ihn erwarten *dürfen* und,
- dass sie das *Recht* haben, darauf sauer zu reagieren und den „Regel-Verletzer" zu bestrafen.

Die hyperallergische Reaktion bei der Aktivierung von Regel-Schemata ist somit nicht Kränkung, sondern *Ärger*: Was bedeutet, dass eine Person hier bei geringfügigem „Vergehen“ von Interaktionspartnern maximal heftig wütend reagieren kann. Es sind vor allem diese Regel-Schemata und das daraus resultierende Handeln, das Personen mit Persönlichkeitsstörungen *massive interaktionelle Probleme einbringt*: Denn Interaktionspartner sehen über kurz oder lang nicht wirklich ein, dass sie sich nach den Regeln ihres Partners verhalten müssen (vor allem dann nicht, wenn dieser sich auch sonst wenig reziprok verhält!) und sie sehen nicht ein, dass sie sich, oft wegen Kleinigkeiten, massive Vorwürfe gefallen lassen sollten.

2.10 Schemata und Beziehungsmotive

Die vier unterschiedlichen Schema-Arten kann man noch spezifizieren, je nachdem, auf welchem zentralen Beziehungsmotiv das jeweilige Schema „lokalisiert“ ist: *Wir nehmen an, dass Personen in ihrer Biografie Erfahrungen mit ihren zentralen Beziehungsmotiven machen und dass sich dadurch spezifische Schemata bilden* (vgl. Sachse, 1999b, 2000c, 2001a, 2001b, 2002, 2004a, 2004b, 2006b, 2006c, 2007b, 2008b, 2013a, 2013b).

Man kann sechs zentrale Beziehungsmotive unterscheiden:

- Anerkennung
- Wichtigkeit
- Verlässlichkeit
- Solidarität
- Autonomie
- Grenzen/Territorialität

Zu beachten ist, dass ich hier *Definitionen* der Motive gebe, und zwar solche, *die vom alltagssprachlichen Gebrauch der Begriffe abweichen* (Klienten reden von „Wichtigkeit“, wenn sie Anerkennung in diesem Sinne meinen usw.!); daher ist es wichtig, sich genau an diese Definitionen zu halten. Beispiele dafür werden weiter unten angeführt.

Daher ist es wichtig, zu verstehen, was mit dem jeweiligen Motiv genau gemeint ist, und auch zu verstehen, was der Klient jeweils genau meint: Die unten gegebenen Beispiele illustrieren noch einmal, welche Implikationen die jeweiligen Definitionen haben. (Der Leser sollte nochmals beachten, dass auch diese von einem Alltagsverständnis abweichen können! Zur genaueren Bestimmung s. Sachse, 2006d.)

Weist eine Person ein zentrales Motiv *Anerkennung* auf, dann möchte sie von Bezugspersonen oder Interaktionspartnern *positives Feedback über die eigene Person erhalten*: Sie möchte hören, dass sie ok ist, dass sie liebenswert ist, dass sie als Person positive Eigenschaften aufweist. Sie möchte u. U. speziell hören, dass sie intelligent ist, kompetent, leistungsfähig, erfolgreich; und/oder, dass sie gut aussieht, eine besondere Ausstrahlung hat etc. Bei Anerkennung geht es also vor allem darum, „Informationen über die eigene Person zu bekommen“ und zwar darum, *positive* Informationen zu bekommen; Informationen, die man auch *auf die eigene Person beziehen kann*, also „internal und stabil“ attribuieren kann.

Zeigt eine Person ein zentrales Motiv *Wichtigkeit*, dann will sie ein Feedback darüber haben, dass sie im Leben des Interaktionspartners eine wichtige Rolle spielt; sie möchte Informationen über ihre persönliche Bedeutung für andere. Sie will dann Feedback der Art:

- Ich möchte mit dir zusammen sein.
- Ich vermisse dich.
- Du bist eine Bereicherung für mein Leben etc.

In konkreten Situationen möchte sie:

- Aufmerksamkeit,
- gehört und wahrgenommen werden,
- respektiert werden,
- ernst genommen werden etc.

Bei Wichtigkeit geht es also darum, Informationen über Beziehung zu erhalten und zwar Informationen über *„meinen Wert in der Beziehung zu einer anderen Person“* (es geht, anders als bei Anerkennung, nicht um „mich als Person“, sondern um „mich in Relation zu einer anderen Person“ (umgangssprachlich werden Anerkennung und Wichtigkeit sehr häufig verwechselt); daher muss ein Therapeut immer sehr genau rekonstruieren, was genau der Klient mit einem Begriff wirklich *meint*!)

Ein Motiv nach *Verlässlichkeit* bedeutet, dass eine Person von einem Interaktionspartner ein Feedback darüber bekommen möchte, dass die Beziehung zu dieser Person stabil, beständig, überdauernd und belastbar ist.

Die Person möchte Informationen der Art erhalten:

- Du kannst dich auf die Beziehung verlassen.
- Die Beziehung bleibt stabil.
- Konflikte stellen die Beziehung nicht in Frage etc.

Bei Verlässlichkeit geht es darum, Informationen darüber zu erhalten, *dass eine Beziehung von Dauer ist*; dass ein Partner die Beziehung weiterführen und nicht kündigen wird und dass eine Beziehung *belastbar* ist: Trotz Konflikten, Problemen, Spannungen etc. wird der Partner bei mir bleiben! Bei Verlässlichkeit geht es also primär um Informationen über den *Fortbestand einer Beziehung*.

Ein Motiv nach *Solidarität* bedeutet, dass die Person von einem Interaktionspartner Feedback darüber bekommt, dass dieser an der Seite der Person steht und sie unterstützen wird, wenn sie dies benötigt.

Die Person möchte Informationen darüber, dass der Partner

- sich um sie kümmert, wenn es ihr schlecht geht;
- sie unterstützt, wenn sie Hilfe braucht;
- sie verteidigt, wenn sie angegriffen wird;
- sie tröstet, wenn sie traurig ist etc.

Bei Solidarität geht es also um die Frage, „ist eine Person im Ernstfall an meiner Seite“ und es geht primär um Information, die Hinweise darauf gibt: Ich kann mich darauf verlassen, dass ein anderer da ist, wenn ich ihn brauche (umgangssprachlich werden auch Solidarität und Verlässlichkeit oft verwechselt; daher ist es wichtig genau zu sehen, welche Inhaltsaspekte *hier genau gemeint sind*!).

Das Motiv nach *Autonomie* bedeutet, dass die Person von einem Interaktionspartner das Feedback bekommen möchte, dass sie auch in Beziehungen Bereiche definieren kann, in denen sie eigene Entscheidungen treffen darf, die dann vom Partner akzeptiert werden.

Die Person will z. B. eigene Entscheidungen darüber fällen,

- zu wem sie Freundschaften unterhält;
- wofür sie ihr Geld ausgibt;
- was sie anzieht;
- wie sie einen Teil ihrer Zeit gestaltet etc.

Autonomie bedeutet eine Selbstbestimmung im Sinne des Treffens eigener Entscheidungen und damit „das Leben von Freiheitsgraden“, die Realisierung eines Gefühls persönlicher Freiheit. Und es geht darum, Informationen darüber zu bekommen, dass eine andere Person solche Autonomie-Definitionen anerkennt, nicht in Frage stellt, *nicht* versucht, die Freiheiten einzuschränken, sich einzumischen oder zu kontrollieren.

Das Motiv nach *Grenzen/Territorialität* bedeutet, dass eine Person von einem Interaktionspartner das Feedback erhalten will, dass die Person eine eigene Domäne definieren darf, die durch Grenzen bestimmt wird und dass sie selbst bestimmen darf, wer die Grenzen überschreiten darf und wer im Territorium was tun darf.

Aus der Sicht einer Person können diese beiden Aspekte jedoch unterschiedlich wesentlich sein:

- Eine Person kann insbesondere den Aspekt der *Grenze* im Fokus haben: Es kann ihr wichtig sein, dass andere Grenzen respektieren und nicht unerlaubt über Grenzen gehen (wobei das Territorium nebensächlich ist).
- Eine Person kann aber auch den Aspekt des *Territoriums* im Fokus haben: Sie will nicht, dass jemand etwas in ihrer Domäne macht, etwas mitbekommt, etwas verändert, sich darin aufhält u. a. (wobei der Aspekt der Grenze nebensächlich ist).

Eine Person mit diesem Motiv möchte *Botschaften* wie:

- Ich respektiere deine Grenzen.
- Ich überschreite deine Grenze nur mit Erlaubnis.
- Ich gehe sorgsam mit deinem Territorium um.
- Ich mache auf deinem Territorium nur etwas mit deiner Erlaubnis o. Ä.

Macht eine Person nun in einem zentralen Beziehungsmotiv negative Erfahrungen in ihrer Biografie (und zwar konsistent über längere Zeit), dann bilden sich spezifische Schemata aus: Hat jemand ein Anerkennungsmotiv und erhält er von wichtigen Bezugspersonen konsistent Kritik und Abwertung, dann bildet er ein negatives Selbstschema aus mit Annahmen wie:

- Ich bin nicht ok.
- Ich bin nicht liebenswert.
- Ich habe keine Fähigkeiten.
- Ich bin nicht intelligent etc.

Und er bildet ein negatives Beziehungsschema aus mit Annahmen wie:
- In Beziehungen wird man bewertet.
- In Beziehungen wird man kritisiert und abgewertet etc.

Hat dagegen jemand ein starkes Wichtigkeitsmotiv und wird von Bezugspersonen nicht wahrgenommen, nicht ernst genommen, erhält keine Aufmerksamkeit, dann bilden sich Selbst-Schemata der Art:
- Ich bin nicht wichtig.
- Ich spiele im Leben anderer keine Rolle.
- Ich habe anderen nichts zu bieten etc.

Und es bilden sich Beziehungsschemata der Art:
- In Beziehungen wird man nicht wahrgenommen.
- In Beziehungen wird man nicht ernst genommen.
- In Beziehungen erhält man keine Aufmerksamkeit.

Damit kann man annehmen, dass man die vier Schema-Arten mit allen sechs Beziehungsmotiven kombinieren kann: Auf allen sechs Motiven kann es Selbst-Schemata, Beziehungsschemata, Norm-Schemata und Regel-Schemata geben.

Schemata / Motive	Dysfunktionale Schemata		Kompensatorische Schemata	
	Selbst	**Beziehung**	**Norm**	**Regel**
Anerkennung				
Wichtigkeit				
Verlässlichkeit				
Solidarität				
Autonomie				
Grenzen/Territorialität				

Abbildung 5: Die *Schema-Matrix*: Vier Arten von Schemata bei sechs Beziehungsmotiven

Alle existierenden Schemata sollten sich in diese Matrix einordnen lassen: Und bei einer Schema-Analyse eines Klienten sollten Therapeuten versuchen, die jeweiligen Klienten-Schemata immer in diese Matrix einzuordnen. Man kann in diese Matrix noch eintragen, welche kompensatorischen Schemata welche dysfunktionalen Schemata kompensieren und welche typischen Emotionen bei der Aktivierung welcher Arten von Schemata ausgelöst werden können.

Schemata / Motive	Dysfunktionale Schemata		Kompensatorische Schemata	
	Selbst	Beziehung	Norm	Regel
Anerkennung	●———	———	———►	
Wichtigkeit		●———	———	———►
Verlässlichkeit				
Solidarität				
Autonomie				
Grenzen/Territorialität				
Emotionen	Trauer Kränkung Enttäuschung Angst		Schuld Scham Angst	Ärger

Abbildung 6: Die Schema-Matrix mit den Emotionen und den Kompensationen: Norm-Schemata kompensieren vor allem Selbst-Schemata und Regel-Schemata vor allem Beziehungsschemata

2.11 Schemata und emotionale Verarbeitung

Schemata können nun die jeweils aktuell ablaufende emotionale Verarbeitung stark determinieren und damit zu Emotionen führen, die dysfunktional sind (Sachse, 2014a, 2014c; Sachse & Langens, 2014b).

Wir möchten dies am Beispiel der Angst illustrieren. Wie ausgeführt impliziert Angst einen Interpretationsprozess, der vier Schritte umfasst.

- *Ereignisanalyse.* Die Situation kann die Person oder die Domäne bedrohen.
- *Domänen-Analyse.* Die Person oder die Domäne werden aktuell gefährdet, können nun tatsächlich verletzt oder geschädigt werden.
- *Bedeutungsanalyse.* Die Schädigung frustriert wesentliche Motive oder Ziele.
- *Coping-Analyse.* Kann die Gefahr abgewandt oder vermindert werden?

Nun können Schemata auf allen vier Ebenen der Interpretation die jeweils aktuelle Verarbeitung beeinflussen (und damit mit Hinblick auf das Schema „voreingenommen" machen). Die Interpretation einer Situation als „potenziell bedrohlich" kann schon bestimmt werden durch ein Schema mit der Annahme „Situationen sind gefährlich" oder „bestimmte Situationen sind (hoch) gefährlich": Solche Schemata führen dann schnell und ohne dass weitere „Beweise" für eine tatsächliche Gefahr vorliegen, zu einer entsprechenden Interpretation. Auch ein Beziehungsschema der Art „in Beziehungen wird man bedroht" führt schnell in entsprechenden Kontexten zu derartigen Interpretationen (auch hohe wirkliche Gefahrenmomente und oft sogar *gegen* anderslautende Hinweise).

Das Gleiche gilt für die zweite Interpretation, der Feststellung vorliegender Bedrohung: Auch hier kann aufgrund eines entsprechenden Schemas schnell und subjektiv sicher auf real existierende Bedrohung geschlossen werden (obwohl es objektiv keine real existierende Bedrohung gibt). Personen, die (insbesondere in der zweiten Schema-Ebene) das Eintreten massiver Konsequenzen annehmen, kommen bei der dritten Schlussfolgerung sehr schnell dazu, massive Schädigungen anzunehmen: Wenn das Schema suggeriert, ein Ereignis habe eine Serie immer schlimmer werdender Konsequenzen zur Folge, dann fällt die Einschätzung persönlicher Relevanz extrem aus.

Vor allem aber können Coping-Einschätzungen durch Schemata negativ ausfallen: Schemata, die Annahmen über mangelnde Kompetenzen oder geringe Selbstwirksamkeit enthalten, führen zu dem Schluss, dass man ein drohendes Ereignis *nicht* bewältigen kann.

Die gleichen Überlegungen gelten prinzipiell auch für alle anderen Emotionen. So führen Regel-Schemata, also starke und starre Erwartungen, andere müssten bestimmte Dinge tun oder dürften Dinge auf keinen Fall tun, schnell zu Interpretationen, dass andere durch ihr Verhalten Erwartungen verletzen: Damit schätzt eine Person dann eine (an sich harmlose) Situation schnell als ärgerrelevant ein. Und sie kommt dann auch sehr schnell (und subjektiv sicher) zu dem Schluss, eine andere Person habe wichtige Erwartungen frustriert, was sie nicht hätte tun dürfen. Enthält die Regel dann noch Annahmen darüber, wie stark das Verbot ist („das darf jemand auf keine Fall tun") oder Annahmen, wie schlimm der Regelverstoß ist, dann wird die Relevanzeinschätzung hoch.

Coping würde hier meist heißen, dass man das Ereignis verhindert oder herunterspielt, und das will eine Person mit starren Regel-Schemata häufig gar nicht: Oft besteht hier das Problem gar nicht darin, dass man annimmt, dass man nicht mit etwas umgehen *kann*, sondern dass man gar nicht damit umgehen *will*.

Auf diese Weise wird deutlich,

- dass Schemata in sehr hohem Maße Einfluss nehmen auf die bei der Emotionsgenese ablaufenden Interpretationsprozesse und damit die Auslösung, die Art und das Ausmaß der Emotionen beeinflussen;
- dass Schemata meist zu voreingenommenen Interpretationen führen, die dazu führen, dass andere vorliegende „Daten" nicht oder zu wenig berücksichtigt werden;
- dass Schemata daher meist zu dysfunktionalen Emotionen führen, d.h. zu Emotionen, die nicht zu konstruktiven Problemlösungen führen, sondern zu neuen Problemen.

2.12 Beispiele für die Schema-Arten bei verschiedenen Beziehungsmotiven

In diesem Kapitel wird an Beispielen illustriert, wie die Inhalte der vier Schema-Arten bei den sechs Beziehungsmotiven aussehen können. Damit erhält der Leser einen konkreten Eindruck davon, wie die Schema-Inhalte der Schema-Matrix aussehen können.

Zur Definition:

- Akzeptierung ist das Motiv, positives Feedback über die eigene Person zu bekommen.

- Wichtigkeit bedeutet, dass man Signale erhalten will, eine Bedeutung im Leben anderer zu haben.
- Verlässlichkeit bedeutet, man will Informationen, dass eine Beziehung haltbar und belastbar ist.
- Solidarität heißt, man will Feedback darüber, dass ein Interaktionspartner für einen da und an seiner Seite ist.
- Autonomie heißt, man will selbst bestimmen und will, dass andere das akzeptieren.
- Grenzen/Territorialität heißt, man will eine Domäne für sich definieren und will, dass andere die Grenze um diese Domäne respektieren (vgl. Sachse, 2006d).

Wie gesagt: Die hier angegebenen *psychologischen Definitionen* weichen von umgangssprachlichen Auffassungen ab. Es ist aber wichtig, Begriffe klar und eindeutig zu definieren und ich bitte den Leser, die gegebenen Definitionen konsequent zu durchdenken und dann immer zu versuchen, die idiosynkratischen Definitionen, die Klienten geben, *in psychologische Begriffe zu übersetzen*! In der Regel braucht man zur Anwendung der Definitionen etwas Übung. Zur Ableitung der Beispiele siehe Sachse (2003a, 2006d; Sachse, Breil & Fasbender, 2009).

2.12.1 Dysfunktionale Schemata

Anerkennung/Akzeptanz	
Selbstschemata	*Beziehungsschemata*
– Ich bin nicht ok. – Ich habe keine positiven Eigenschaften. – Ich bin wertlos. – Ich bin ein Versager. – Ich kann nichts. – Ich mache ständig Fehler. – Ich bewältige Aufgaben nicht. – Ich bin nicht attraktiv. – Ich sehe nicht gut aus. – Ich bin moralisch verwerflich. – Ich bin der letzte Dreck.	– In Beziehungen wird man (ständig) beurteilt und bewertet. – In Beziehungen wird man abgewertet/abgelehnt. – In Beziehungen wird man kritisiert. – Andere stehen einem kritisch gegenüber. – Andere versuchen, einem Fehler nachzuweisen. – Andere haben mich ständig unter Beobachtung. – Andere lauern auf Fehler und Versäumnisse.

Wichtigkeit	
Selbstschemata	*Beziehungsschemata*
– Ich bin nicht wichtig. – Ich habe anderen nichts zu bieten. – Ich habe nichts, was andere anzieht. – Ich bin langweilig. – Ich bin anderen völlig egal.	– In Beziehungen wird man nicht ernst genommen. – In Beziehungen wird man ignoriert/nicht gehört/nicht gesehen.

„Negative“ Wichtigkeit	
Selbstschemata	*Beziehungsschemata*
– Ich bin toxisch für andere. – Ich schade anderen. – Ich bin eine Belastung. – Ich störe. – Ich bin abstoßend.	– In Beziehungen stört man nur. – Andere halten einen für toxisch. – Andere empfinden einen als Belastung.

Verlässlichkeit	
Selbstschemata	*Beziehungsschemata*
– Ich bin es nicht wert, dass andere bei mir bleiben. – Ich habe Eigenschaften, die andere abstoßen. – Wenn ich Probleme mache, bedrohe ich die Beziehung. – Ich bin alleine nicht lebensfähig.[1]	– Beziehungen sind nicht verlässlich. – In Beziehungen kann man jederzeit (ohne Warnung) verlassen werden. – Beziehungen sind nicht belastbar. – Konflikte und Schwierigkeiten bedrohen die Beziehung.

Solidarität	
Selbstschemata	*Beziehungsschemata*
– Ich bin es nicht wert, dass man für mich da ist, mich schützt.	– Beziehungen sind nicht solidarisch. – Wenn ich Hilfe brauche, bekomme ich keine. – Ich erhalte keinen Schutz. – Ich bin auf mich allein gestellt. – Keiner ist auf meiner Seite. – Keiner kümmert sich um mich. – Andere stellen sich gegen mich. – Andere verbünden sich gegen mich.

Autonomie	
Selbstschemata	*Beziehungsschemata*
– Ich kann mich nicht wehren. – Ich kann meine Meinung nicht vertreten. – Ich bin nicht selbstbewusst genug. – Ich kann nicht selber bestimmen. – Ich kann nicht selber entscheiden.	– Andere reden mir rein. – Andere bevormunden mich. – Andere bestimmen über mich/kontrollieren mich. – Andere schränken mich ein. – Andere definieren mich.

1 Bei „negativer Wichtigkeit“ geht es um Annahmen, dass man anderen schadet; hier geht es um Annahmen, dass man andere „von sich wegtreibt“.

Grenzen/Territorialität	
Selbstschemata	*Beziehungsschemata*
– Ich kann meine Grenzen nicht schützen.	– Andere respektieren meine Grenzen nicht. – Andere missachten meine Grenzen. – Andere überschreiten meine Grenzen. – Beziehungen sind bedrohlich/gefährlich.

2.12.2 Kompensatorische Schemata

Anerkennung/Akzeptanz	
Normative Schemata	*Regel-Schemata*
– Ich muss erfolgreich sein! – Ich muss viel leisten! – Ich darf auf keinen Fall versagen! – Ich muss der Beste sein! – Ich darf keine Fehler machen! – Ich darf nichts Unmoralisches tun! – Ich muss Regeln auf alle Fälle befolgen!	– Andere müssen mich respektieren und loben! – Andere müssen das gut finden, was ich tue! – Andere müssen das tun, was ich sage! – Andere müssen mir Sonderrechte/einen Sonderstatus zubilligen! – Andere müssen sich auch an meine Regeln halten! – Meine Regeln gelten für alle!

Wichtigkeit	
Normative Schemata	*Regel-Schemata*
– Sei für andere wichtig! – Mache alles, damit du wichtig bist! – Sei die Wichtigste! – Ich muss die Wichtigste sein!	– Andere müssen mich ernst nehmen! – Ich will von anderen uneingeschränkte Aufmerksamkeit! – Ich will, dass andere mir zuhören!

„Negative" Wichtigkeit	
Normative Schemata	*Regel-Schemata*
– Belaste andere auf keinen Fall! – Verhalte dich angepasst! – Verhalte dich unauffällig! – Vermeide Konflikte!	– Andere müssen sich um mich bemühen. – Andere müssen meine Wünsche erspüren, ohne dass ich sie äußere.

Verlässlichkeit	
Normative Schemata	*Regel-Schemata*
– Mach Beziehungen verlässlich! – Vermeide es, Beziehungen zu belasten! – Vermeide Konflikte! – Pass dich an! – Sei hilfsbereit und verlässlich! – Unterwerfe dich! – Mache dich unentbehrlich!	– Ich will, dass andere 100 %ig in jeder Situation verlässlich sind! – Wer sein Wort bricht, stirbt! – Auch wenn ich mich daneben benehme, muss der andere mir treu sein!

Solidarität	
Normative Schemata	*Regel-Schemata*
– Mach Beziehungen solidarisch! – Tue viel für andere! – Opfere dich auf! – Sei für andere da! – Verlass dich auf dich selbst! – Sei stark! – Schütze dich selbst! – Brauche niemanden! – Sei unabhängig!	– Ich will, dass andere immer 100 %ig für mich da sind. – Mir steht jederzeit jede Form von Unterstützung zu! – Wenn es mir schlecht geht, habe ich sofort ein Recht auf Hilfe!

Autonomie	
Normative Schemata	*Regel-Schemata*
– Schütze deine Autonomie! – Lass dir nichts vorschreiben! – Lass andere nicht über dich bestimmen! – Wehre den Anfängen! – Lass dich nicht definieren! – Bleib unabhängig!	– Andere haben meine Autonomie zu respektieren! – Andere haben meine Entscheidungen zu respektieren! – Andere haben sich nicht einzumischen! – Der Versuch, über mich zu bestimmen, ist strafbar.

Grenzen/Territorialität	
Normative Schemata	*Regel-Schemata*
– Schütze deine Grenzen! – Halte Distanz! – Lass keinen an dich ran! – Halte andere auf Abstand!	– Andere haben meine Grenzen zu respektieren! – Keiner darf ohne meine Erlaubnis meine Grenzen überschreiten! – Andere haben Distanz zu halten! – Das Eindringen in meine Domäne ist strafbar!

2.12.3 Dysfunktionale und kompensatorische Schemata

Im Folgenden findet sich für jedes Motiv noch einmal eine Tabelle, in der sich die korrespondierenden dysfunktionalen (Selbst- und Beziehungsschemata) und kompensatorischen (Normative und Regel-Schemata) Schemata finden.

Anerkennung/Akzeptanz	
Dysfunktionale Schemata	*Kompensatorische Schemata*
Selbstschemata – Ich bin nicht ok. – Ich habe keine positiven Eigenschaften. – Ich bin wertlos. – Ich bin ein Versager. – Ich kann nichts. – Ich mache ständig Fehler. – Ich bewältige Aufgaben nicht. – Ich bin nicht attraktiv. – Ich sehe nicht gut aus. – Ich bin moralisch verwerflich. – Ich bin der letzte Dreck.	**Normative Schemata** – Ich muss erfolgreich sein! – Ich muss viel leisten! – Ich darf auf keinen Fall versagen! – Ich muss der Beste sein! – Ich darf keine Fehler machen! – Ich darf nichts Unmoralisches tun! – Ich muss Regeln auf alle Fälle befolgen!
Beziehungsschemata – In Beziehungen wird man (ständig) beurteilt und bewertet. – In Beziehungen wird man abgewertet/ abgelehnt. – In Beziehungen wird man kritisiert. – Andere stehen einem kritisch gegenüber. – Andere versuchen, einem Fehler nachzuweisen. – Andere haben mich ständig unter Beobachtung. – Andere lauern auf Fehler und Versäumnisse.	**Regel-Schemata** – Andere müssen mich respektieren und loben! – Andere müssen das gut finden, was ich tue! – Andere müssen das tun, was ich sage! – Andere müssen mir Sonderrechte/ einen Sonderstatus zubilligen! – Andere müssen sich auch an meine Regeln halten! – Meine Regeln gelten für alle!

Wichtigkeit	
Dysfunktionale Schemata	*Kompensatorische Schemata*
Selbstschemata – Ich bin nicht wichtig. – Ich habe anderen nichts zu bieten. – Ich habe nichts, was andere anzieht. – Ich bin langweilig. – Ich bin anderen völlig egal.	**Normative Schemata** – Sei für andere wichtig! – Mache alles, damit du wichtig bist! – Sei die Wichtigste! – Ich muss die Wichtigste sein!

Wichtigkeit	
Dysfunktionale Schemata	*Kompensatorische Schemata*
Beziehungsschemata – In Beziehungen wird man nicht ernst genommen. – In Beziehungen wird man ignoriert/ nicht gehört/nicht gesehen.	**Regel-Schemata** – Andere müssen mich ernst nehmen! – Ich will von anderen uneingeschränkte Aufmerksamkeit! – Ich will, dass andere mir zuhören!

„Negative" Wichtigkeit	
Dysfunktionale Schemata	*Kompensatorische Schemata*
Selbstschemata – Ich bin toxisch für andere. – Ich schade anderen. – Ich bin eine Belastung. – Ich störe. – Ich bin abstoßend.	**Normative Schemata** – Belaste andere auf keinen Fall! – Verhalte dich angepasst! – Verhalte dich unauffällig! – Vermeide Konflikte!
Beziehungsschemata – In Beziehungen stört man nur. – Andere halten einen für toxisch. – Andere empfinden einen als Belastung.	**Regel-Schemata** – Andere müssen sich um mich bemühen. – Andere müssen meine Wünsche erspüren, ohne dass ich sie äußere.

Verlässlichkeit	
Dysfunktionale Schemata	*Kompensatorische Schemata*
Selbstschemata – Ich bin es nicht wert, dass andere bei mir bleiben. – Ich habe Eigenschaften, die andere abstoßen. – Wenn ich Probleme mache, bedrohe ich die Beziehung. – Ich bin alleine nicht lebensfähig.	**Normative Schemata** – Mach Beziehungen verlässlich! – Vermeide es, Beziehungen zu belasten! – Vermeide Konflikte! – Pass dich an! – Sei hilfsbereit und verlässlich! – Unterwerfe dich! – Mache dich unentbehrlich!
Beziehungsschemata – Beziehungen sind nicht verlässlich. – In Beziehungen kann man jederzeit (ohne Warnung) verlassen werden. – Beziehungen sind nicht belastbar. – Konflikte und Schwierigkeiten bedrohen die Beziehung.	**Regel-Schemata** – Ich will, dass andere 100 %ig in jeder Situation verlässlich sind! – Wer sein Wort bricht, stirbt! – Auch wenn ich mich daneben benehme, muss der andere mir treu sein!

Solidarität	
Dysfunktionale Schemata	*Kompensatorische Schemata*
Selbstschemata – Ich bin es nicht wert, dass man für mich da ist, mich schützt.	**Normative Schemata** – Mach Beziehungen solidarisch! – Tue viel für andere! – Opfere dich auf! – Sei für andere da! – Verlass dich auf dich selbst! – Sei stark! – Schütze dich selbst! – Brauche niemanden! – Sei unabhängig!
Beziehungsschemata – Beziehungen sind nicht solidarisch. – Wenn ich Hilfe brauche, bekomme ich keine. – Ich erhalte keinen Schutz. – Ich bin auf mich allein gestellt. – Keiner ist auf meiner Seite. – Keiner kümmert sich um mich. – Andere stellen sich gegen mich. – Andere verbünden sich gegen mich.	**Regel-Schemata** – Ich will, dass andere immer 100%ig für mich da sind. – Mir steht jederzeit jede Form von Unterstützung zu! – Wenn es mir schlecht geht, habe ich sofort ein Recht auf Hilfe!

Autonomie	
Dysfunktionale Schemata	*Kompensatorische Schemata*
Selbstschemata – Ich kann mich nicht wehren. – Ich kann meine Meinung nicht vertreten. – Ich bin nicht selbstbewusst genug. – Ich kann nicht selber bestimmen. – Ich kann nicht selber entscheiden.	**Normative Schemata** – Schütze deine Autonomie! – Lass dir nichts vorschreiben! – Lass andere nicht über dich bestimmen! – Wehre den Anfängen! – Lass dich nicht definieren! – Bleib unabhängig!
Beziehungsschemata – Andere reden mir rein. – Andere bevormunden mich. – Andere bestimmen über mich/kontrollieren mich. – Andere schränken mich ein. – Andere definieren mich.	**Regel-Schemata** – Andere haben meine Autonomie zu respektieren! – Andere haben meine Entscheidungen zu respektieren! – Andere haben sich nicht einzumischen! – Der Versuch, über mich zu bestimmen, ist strafbar.

Grenzen/Territorialität	
Dysfunktionale Schemata	*Kompensatorische Schemata*
Selbstschemata – Ich kann meine Grenzen nicht schützen.	**Normative Schemata** – Schütze deine Grenzen! – Halte Distanz! – Lass keinen an dich ran! – Halte andere auf Abstand!
Beziehungsschemata – Andere respektieren meine Grenzen nicht. – Andere überschreiten meine Grenzen. – Beziehungen sind bedrohlich/gefährlich.	**Regel-Schemata** – Andere haben meine Grenzen zu respektieren! – Keiner darf ohne meine Erlaubnis meine Grenzen überschreiten! – Andere haben Distanz zu halten! – Das Eindringen in meine Domäne ist strafbar!

3 Klärung und Klärungsprozesse

In diesem Kapitel wird dargestellt, worum es bei Klärung geht, wie Klienten Klärungsprozesse durchführen und wie Therapeuten die Klärungsprozesse von Klienten konstruktiv steuern können.

3.1 Klärung

Wir gehen davon aus, dass einem Klienten Schema-Annahmen oft nicht bewusst sind oder sie ihm nicht völlig klar sind, er sie nicht gut ausdrücken, nicht genau fassen kann: Obwohl die Schema-Inhalte in einem kognitiven Code vorliegen, kann der Klient die Inhalte nicht, nicht genau, nicht präzise oder nicht valide in Sprache fassen. Diese Umsetzung von Schema-Inhalten in Sprache, in exakte und valide Formulierungen ist aber notwendig,

- um die Inhalte im Therapieprozess kommunizieren zu können;
- damit die Inhalte dem Klienten völlig bewusst repräsentiert sind;
- damit die Inhalte auf Stimmigkeit und Problemrelevanz geprüft werden können;
- und: damit die Inhalte in kognitiven Techniken hinterfragt, geprüft und widerlegt werden können.

Die Umsetzung (oder „Übersetzung") von (eher impliziten) Schema-Inhalten in explizite sprachliche Aussagen nennen wir *Klärung oder Explizierung*, und den Prozess, der dieses bewirkt, nennen wir *Klärungs- oder Explizierungsprozess* (vgl. Sachse, 1992a, 2003a, 2005a, 2008a; Sachse & Fasbender, 2010; Sachse, Fasbender & Breil, 2009; Sachse & Sachse, 2011).

Dabei gehen wir davon aus, dass

- der Klärungs- oder Explizierungsprozess vom Klienten vollzogen wird und vollzogen werden muss: Nur der Klient hat Zugang zu seinem Schema und nur der Klient kann implizite Bedeutungen für sich stimmig in explizite Bedeutungen umsetzen;
- der Klärungs- oder Explizierungsprozess aber von einem Therapeuten durch entsprechende Interventionen angeleitet oder gesteuert werden muss;
- somit Klient und Therapeut gemeinsam an der Klärung arbeiten: Der Klient als Experte für die Inhalte und der Therapeut als Experte für den Prozess.

3.2 Die Schwierigkeit des Explizierungsprozesses und die Notwendigkeit einer Prozesssteuerung durch den Therapeuten

Ich selbst und andere haben eine Reihe von Prozessstudien zu Klärungsprozessen von Klienten und Steuerungsprozessen von Klienten und Steuerungsprozessen von Therapeuten durchgeführt, aus denen wesentliche Konsequenzen für die Konzeption von Therapie abgeleitet werden können (zusammenfassend siehe Sachse, 2014a; Sachse & Sachse, 2009). Diese Studien sind: Atrops & Sachse, 1994; Bullmann, 2006; Frohburg & Sachse, 1992; Kramer & Sachse, 2010, 2013; Reicherts & Montini-Lirgg, 2006; Sachse, 1988a, 1988b, 1990a, 1990b, 1990c, 1990d, 1991a, 1991b, 1991c, 1991d, 1992a, 1992b, 1992c, 1993a, 1994, 1997a, 1997b; Sachse & Atrops, 1991; Sachse & Maus, 1987, 1991; Sachse & Neumann, 1983, 1986, 1987a, 1987b; Sachse & Rudolph, 1992a, 1992b; Sachse & Sachse, 2009; Sachse & Takens, 2003; Takens, 1995, 1996, 2001.

Aus diesen Prozessstudien kann man die folgenden Schlussfolgerungen für psychotherapeutische Prozesse ziehen:

- *Klärungsprozesse sind für Klienten schwierig*: Klienten brauchen dafür Zeit und sie brauchen dafür in hohem Maße Hilfe und Unterstützung vom Therapeuten.
- Klienten vollziehen konstruktive Klärungsprozesse ohne therapeutische Hilfestellung nur sehr selten und ohne konstruktive Steuerung neigen sie dazu, die Prozesse eher zu verschlechtern.
- Therapeuten können konstruktive Klärungsprozesse in sehr hohem Ausmaß fördern, wenn sie geeignete Strategien dafür anwenden.
- Therapeuten können aber durch ungünstige Strategien Klärungsprozesse auch behindern oder beeinträchtigen.
- Selbst *mit* therapeutischer Unterstützung sind Klärungsprozesse für Klienten schwierig und langwierig.
- Klienten lassen sich meist vom Therapeuten konstruktiv steuern: Klienten erwarten konstruktive Unterstützung vom Therapeuten.
- Klärungsprozesse laufen in bestimmten Stufen ab und Therapeuten müssen die Prozesse in der richtigen Reihenfolge steuern, um die Prozesse gut zu fördern.
- Obwohl Therapeuten einen hohen steuernden Einfluss auf Klienten haben, determinieren therapeutische Interventionen die Klientenprozesse keineswegs vollständig: Klientenprozesse sind nicht völlig vorhersehbar und determinierbar, der Klient hat in seinen Prozessen viele Freiheitsgrade und stellt Therapeuten immer wieder vor neue Herausforderungen.
- Der steuernde Einfluss von Therapeuten auf die Prozesse von Klienten ist dann besonders hoch, wenn die Therapeut-Klient-Beziehung gut ist.
- Je besser der Therapeut den Klienten versteht und je zentraler und besser der Therapeut auf den Klienten eingeht, desto besser kann der Therapeut die Prozesse des Klienten steuern.
- Je besser die Qualität der therapeutischen Interventionen des Therapeuten ist (kurz, präzise, zentral, einfach, eindeutig), desto besser steuern diese die Prozesse des Klienten.

- Klienten lernen im Laufe der Therapie, wie Klärungsprozesse funktionieren: Sie klären im Laufe der Therapie zunehmend besser und nehmen therapeutische Bearbeitungen besser an.
- Klienten unterscheiden sich zu Therapiebeginn deutlich in der Qualität ihrer Klärungsprozesse: Z. B. nehmen Klienten mit psychosomatischer Verarbeitungsstruktur vertiefende Interventionen des Therapeuten nur sehr schlecht an.

Aus diesen Gründen ist es aus meiner Sicht nicht sinnvoll, Schemata
- nur durch kurze Explorationen klären zu wollen,
- nur durch Fragebögen zu erfassen.

Durch solche Vorgehensweisen werden lediglich extrem periphere Schemata erfasst!

3.3 Der Klärungsprozess im Überblick

Wir möchten hier zunächst zur Orientierung einen Überblick über den Klärungsprozess geben und uns dann anschließend mit den einzelnen Komponenten noch einmal ausführlich befassen.

Wir gehen davon aus, dass man zur Beschreibung der Klärungsprozesse zwei Ebenen braucht: Eine inhaltliche Ebene, auf der man bestimmte, inhaltlich definierbare Prozesse beschreiben kann. Und eine psychologische Funktionsebene, auf der man grundlegende psychologische Funktionen beschreiben kann, die den inhaltlichen Prozessen zugrunde liegen.

Auf der *inhaltlichen Ebene* kann man bestimmte Teil-Prozesse beschreiben, die in bestimmter Weise aufeinander folgen müssen, damit eine Klärung relevanter Schemata überhaupt stattfinden kann.

Auf der *psychologischen Funktionsebene* kann man zwei relevante Funktionen beschreiben, die bei den inhaltlichen Prozessen relevant sind, nämlich:
- Perspektive
- Verarbeitungsmodus

3.3.1 Inhaltsebene

Auf der *Inhaltsebene* kann man *fünf Teil-Prozesse des Klärungsprozesses* unterscheiden:
- keine Probleme im Fokus
- Intellektualisierung
- abgehobener Bericht
- konkreter Bericht
- Explizierung

Im Einzelnen sind diese Teilprozesse:
1. *Keine Probleme im Fokus:* Dabei konzentriert sich der Klient auf Inhalte, die ihn nicht persönlich betreffen oder die seine Probleme nicht berühren: Die Themen haben mit dem Klienten oder seinen Problemen nichts zu tun.

Implizit folgt der Klient hier also der *Leitfrage*: Mit welchen Themen kann ich meine Probleme vermeiden?

2. *Intellektualisierung:* Der Klient hat zwar eigene Probleme im Fokus, denkt aber schwerpunktmäßig über ihre *Erklärung* nach, d. h. er sucht (psychologische oder andere) Theorien, die seine Probleme erklären können (was sie aber nicht tun).
   Er folgt dabei also implizit der *Leitfrage*: Wie kann ich meine Probleme erklären?
3. *Abgehobener Bericht:* Der Klient beschreibt zwar Problemaspekte, tut dies aber in unkonkreter, genereller oder „abgehobener" Weise, ohne Bezug auf konkrete Problem-Situationen.
   Implizit folgt der Klient damit der *Leitfrage*: Was sind meine Probleme im Allgemeinen?
4. *Konkreter Bericht:* Der Klient schildert seine Probleme und macht diese an konkreten, relevanten Situationen fest, die sein Problem exemplarisch veranschaulichen.
   Der Klient folgt damit der impliziten *Leitfrage*: In welchen Situationen manifestieren sich meine Probleme wie?
5. *Explizierung:* Der Klient arbeitet an der Klärung aktueller, durch die Situation ausgelöster Verarbeitungsprozesse sowie an der Klärung von Schemata.
   Der Klient folgt hier den *Leitfragen*: Was lösen die Situationen in mir aus? Warum lösen die Situationen genau dies in mir aus?

3.3.2 Funktionsebene

Diesen inhaltlich definierbaren Prozessen liegen zwei wesentliche psychologische Funktionen zugrunde:

- Die Perspektive, die der Klient jeweils einnimmt;
- der Verarbeitungsmodus, in dem der Klient jeweils verarbeitet.

Wir gehen davon aus, dass diese Prozesse entweder in einer externalen oder einer internalen Perspektive ausgeführt werden.

Mit *externaler Perspektive* ist gemeint, dass der Klient seine Aufmerksamkeit nach außen lenkt und sich mit Ereignissen beschäftigt, die „um ihn herum" passieren.

Mit *internaler Perspektive* ist gemeint, dass der Klient seine Aufmerksamkeit nach *innen* lenkt und sich mit dem beschäftigt, *was in ihm abläuft*: Mit eigenen Gedanken, Affekten, Emotionen oder Handlungsimpulsen.

Wir nehmen an, dass die Prozessstufen

- keine Probleme im Fokus
- Intellektualisierung
- abgehobener Bericht
- konkreter Bericht

eine externale Perspektive erfordern: Der Klient muss dazu seine Aufmerksamkeit nach *außen* lenken.

Dagegen sollte die Prozessstufe *Explizierung* eine *internale Perspektive* voraussetzen: Um Klärungsprozesse überhaupt vollziehen zu können, *muss sich der Klient auf die in ihm ablaufenden Prozesse konzentrieren.* Sobald er in einen Explizierungsprozess übergeht, muss er damit von einer externalen in eine internale Perspektive *umschalten.*

Man kann zwei sogenannte „*Verarbeitungsmodi*“ unterscheiden, also Modi, die man einnehmen kann und in denen man eine Informationsverarbeitung betreiben kann. Diese beiden Modi sind

- der sequenziell-analytische Modus,
- der intuitiv-holistische Modus.

Der *sequenziell-analytische Modus* bedeutet, dass man Informationen schrittweise nacheinander bearbeitet und dabei nur relativ wenig Information gleichzeitig verarbeiten kann. Der *intuitiv-holistische Modus* bedeutet, dass man viele Informationen parallel auf komplexe Weise verarbeiten kann.

Wir gehen nun davon aus, dass die Teilprozesse

- keine Probleme im Fokus
- Intellektualisierung
- abgehobener Bericht
- konkreter Bericht

in aller Regel in einem sequenziell-analytischen Modus durchgeführt werden und werden können.

Dagegen benötigen Explizierungsprozesse in aller Regel einen intuitiv-holistischen Modus. Tabelle 1 fasst diese Ausführungen zusammen.

Tabelle 1: Die Teilprozesse des Klärungsprozesses und die relevanten Funktionen

Prozess	**Keine Probleme im Fokus**	**Intellektualisierung**	**Abgehobener Bericht**	**Konkreter Bericht**	**Explizierung**
Charakteristika	Themen haben mit dem Klienten oder Problemen nichts zu tun.	Probleme werden theoretisiert	Probleme werden allgemein beschrieben	Konkrete Situationen werden beschrieben	Schemata werden geklärt
Leitfragen	Mit welchen Themen kann ich meine Probleme vermeiden?	Wie kann ich meine Probleme erklären?	Was sind meine Probleme im Allgemeinen?	In welchen Situationen manifestieren sich meine Probleme wie?	Was lösen Situationen warum in mir aus?
Modus	sequenziell-analytisch				intuitiv-holistisch
Perspektive	external				internal

3.4 Der Explizierungsprozess

Wir wollen hier den Prozess fünf, den Explizierungsprozess, noch einmal etwas genauer darstellen.

Startposition jedes Explizierungsprozesses ist eine Konzentration des Klienten auf eine relevante Situation: Der Klient muss sich diese Situation genau vorstellen, möglichst konkret, muss sie auf sich wirken lassen, muss sie beschreiben und vor allem auf die Aspekte fokussieren, die für die Schema-Aktivierung relevant sind. Hier befindet sich der Klient noch in einer externalen Perspektive: Er beachtet (in der Vorstellung!) Aspekte, die eigentlich außerhalb von ihm existieren und an die er sich noch gut erinnert.

Der Klient geht hier aber schon in einen intuitiv-holistischen Modus:

- Er soll sich die Situation konkret vorstellen.
- Aber er soll sie *nicht analysieren*, er soll sie *nicht erklären* und er soll nicht darüber nachdenken.
- Er soll sie vielmehr *auf sich wirken lassen* und sehen, ob sie etwas in ihm auslösen: Er soll damit einen intuitiven Verarbeitungsprozess starten, der dann automatisch abläuft.

Geht der Klient in diesen Modus, dann aktiviert die Situation Kognition, Bilder, Affekte, Emotionen, Handlungsimpulse. Nun muss der Klient eine internale Perspektive einnehmen und die Prozesse auf sich wirken lassen und beobachten.

Er soll dabei Leitfragen „in den kognitiven Raum stellen“, er soll damit seinen Verarbeitungsprozess an Leitfragen orientieren: Dann muss er aber die „Antworten entstehen lassen“; er sollte *nicht* versuchen, die „Antworten zu finden“, zu analysieren etc., denn das wird mit hoher Wahrscheinlichkeit nicht funktionieren. Er „spielt“ mit Ideen, mit Assoziationen, prüft auftauchende Inhalte, entwickelt sie weiter und klärt dadurch, was genau die Situation genau in ihm auslöst.

Sobald dies klar ist, beginnt die Phase der Rekonstruktion der Schemata: Nun versucht der Klient herauszubekommen, warum er aufgrund der Situation so denkt wie er denkt oder so fühlt, wie er fühlt. Er folgt Fragen wie:

- Warum denke ich in Situation X, ich sei ein Versager?
- Welche Annahmen habe ich über mich, was glaube ich von mir?
- Was nehme ich von mir oder über mich an?

Und wieder kann der Klient die Fragen stellen, muss aber die Antworten „kommen lassen“, muss Ideen verfolgen und elaborieren; muss spüren, ob Ideen stimmig sind und nicht stimmige Ideen verwerfen etc. Tabelle 2 stellt die Ausführungen zusammenfassend dar.

Tabelle 2: Prozesse und Funktionen des Explizierungsprozesses

Prozesse	Situation	Klärung	Rekonstruktion
	Konzentration auf S	Kognitionen Affekte	Kognitive Schemata Affektive Schemata

Tabelle 2: Fortsetzung

Leitfragen	Wie sieht die relevante Situation genau aus?	Was löst die Situation in mir aus?	– Warum interpretiere ich die Situation so, wie ich es tue? – Warum denke ich, was ich denke? – Was nehme ich an, was glaube ich? – Worauf geht der Affekt zurück, was bedeutet er?
Modus/ Vorgehen	Imaginieren Beschreiben Elaborieren	wirken lassen Leitfragen stellen, Antworten „kommen lassen" beschreiben, weiterentwickeln	
Perspektive	external	internal	

3.5 Vertiefung und Steuerung

Man kann die einzelnen Prozesse des Explizierungsprozesses auch als *Stufen des Prozesses* auffassen: Die Stufen folgen sachimmanent logisch aufeinander und liefern so eine geordnete Abfolge von Explizierungsprozessen:

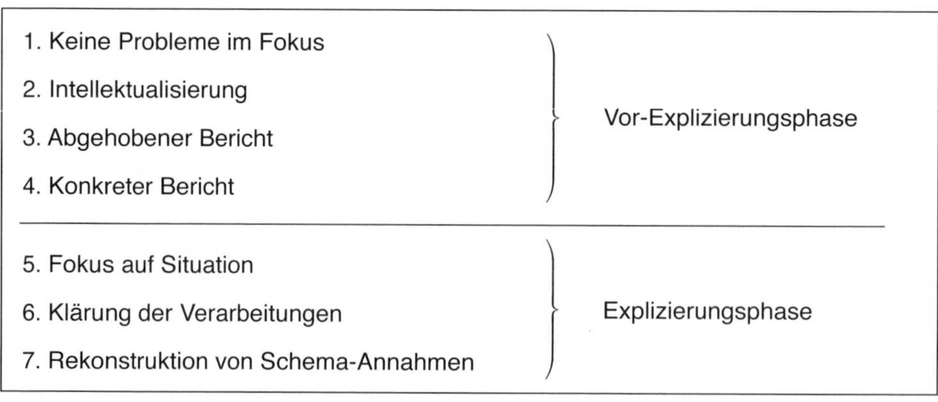

Abbildung 7: Die Stufen des Explizierungsprozesses

Auf diese Weise kann man eine „Vor-Explizierungsphase" und eine „Explizierungsphase" unterscheiden: Die Stufen folgen aufeinander und bilden zusammen den gesamten Explizierungsprozess.

Aufgrund der Ergebnisse der oben erwähnten Prozessforschungsstudien muss man Folgendes annehmen:

- Unterschiedliche Klienten steigen an unterschiedlichen Stellen in den Explizierungsprozess ein: Einige bei „Intellektualisierung“, andere bei „konkretem Bericht“ etc.
- Alle Klienten steigen bei einer Stufe der Vor-Explizierungsphase in den Prozess ein.
- Alle Klienten müssen die Stufen „konkreter Bericht“ und „Fokus auf Situation“ durchlaufen.

Ein Klient befindet sich mit einer bestimmten Aussage, die er im Therapieprozess macht, auf einer dieser Prozess-Stufen: Wir nennen dies seine augenblickliche *Bearbeitungsweise.*

Ein Klient durchläuft im Explizierungsprozess die Stufen „von oben nach unten“: Daher nennen wir jeden weiteren Schritt in Richtung Rekonstruktion eine *Vertiefung der Bearbeitungsweise.*

Bleibt ein Klient in zwei aufeinanderfolgenden Klienten-Aussagen auf der gleichen Prozessstufe, nennen wir das ein *Gleichbleiben der Bearbeitungsweise.*

Bewegt sich der Klient von einer Klienten-Aussage zur nächsten von der Stufe der Rekonstruktion weg („nach oben“), nennen wir das eine *Verflachung der Bearbeitungsweise.*

Therapeuten müssen nun, wie die Ergebnisse der Prozessforschung eindeutig zeigen, den Explizierungsprozess des Klienten *steuern*: Sie regen also mithilfe bestimmter Arten von Interventionen den Klienten dazu an, seine Bearbeitungsweise zu vertiefen.

Die Anregung, die ein Therapeut mit einer Intervention jeweils gibt, nennen wir ein *Bearbeitungsangebot*: Der Therapeut macht dem Klienten gewissermaßen „einen Vorschlag“, was der Klient nun machen soll, welcher Leitfrage der Klient nun folgen soll.

Analog zur Definition auf Klienten-Seite können Therapeuten nun

- vertiefende Bearbeitungsangebote (BA) machen,
- BA auf der gleichen Ebene machen,
- (aber leider auch) verflachende BA machen.

Die Prozessergebnisse zeigen durchweg, dass Therapeuten mit ihren BA einen stark steuernden Einfluss auf den Explizierungsprozess von Klienten haben.

4 Die Stufen und Prozesse des Explizierungsprozesses im Einzelnen

In diesem Kapitel werden die Stufen des Klärungsprozesses ausführlicher beschrieben.

An ihnen kann sich der Therapeut orientieren um festzustellen, wo sich ein Klient im Prozess jeweils befindet.

4.1 Einleitung

Hier wird nun etwas genauer auf die Stufen und Prozesse des Explizierungsprozesses eingegangen, um dem Leser eine konkretere Vorstellung davon zu geben, worum es genau geht.

4.2 Keine persönlichen Probleme

Auf dieser Stufe redet der Klient mit dem Therapeuten über keine Themen, die ihn persönlich betreffen (zumindest ist dies nicht erkennbar!) oder die irgendwelche Probleme des Klienten betreffen: Der Klient diskutiert mit dem Therapeuten den Sinn bemannter Raumfahrt, erörtert den Sinn neuer Gesetzesvorlagen, schimpft über die weltpolitische Lage oder erörtert philosophische Themen.

Aus unserer Sicht ist ein solches Klienten-Vorgehen hochgradig dysfunktional: Macht der Klient dies mal zu Therapiebeginn, dann kann der Therapeut dieses 1–2 Minuten lang akzeptieren, dann aber sollte er solche Aktionen komplett blockieren: Die Mindesterfordernis an den Klienten ist, dass er Themen behandelt, die für ihn relevant sind.

Zu Therapiebeginn dürfen diese Themen durchaus peripher sein: Ein gut steuernder Therapeut kann den Klienten meistens auf relevante Aspekte lenken. *Aber die Themen müssen etwas mit dem Klienten zu tun haben.* Daher ist ein längeres Verweilen auf dieser Stufe inakzeptabel!

4.3 Intellektualisierung

Auf dieser Stufe beschreibt der Klient meist kurz und abstrakt Problemaspekte, befasst sich aber dann ausgiebig mit deren Erklärung: Dabei leitet er die Erklärung aber nicht aus einer Klärung (also aus „Daten“ ab), sondern er wendet irgendwelche Theorien auf seine Probleme an (ohne diese Probleme aber wirklich zu kennen und zu verstehen!). Dieses Vorgehen ist komplett dysfunktional und ist therapeutisch nutzlos.

Der Therapeut kann aber den Klienten eine Weile „machen lassen", wenn der Klient dies braucht, und kann die Inhalte zur Beziehungsgestaltung nutzen: So muss ein Therapeut z. B. einem narzisstischen Klienten zunächst einmal zuhören und ihn für seine Überlegungen loben.

Ein Therapeut sollte aber den *Klienten* für seine Reflexion loben und er sollte *nicht*

- die Theorien des Klienten bestätigen,
- mit dem Klienten inhaltlich diskutieren,
- die Theorien des Klienten übernehmen etc.

Sobald dies von der Beziehung her möglich ist, sollte der Therapeut den Klienten aber aus dieser Stufe herausführen, am besten direkt auf die Stufe des konkreten Berichts.

4.4 Unkonkreter Bericht

Auf dieser Stufe beschreibt der Klient zwar sein Problem, er beschreibt es jedoch mit allgemeinen Begriffen, abstrakt, zusammenfassend etc. Beispielsweise sagt der Klient: „Ich habe Probleme mit meinen Kollegen.", „Meine Frau versteht mich nicht.", „Ich bin schüchtern." u. Ä.

Bei dieser Beschreibung bleibt weitgehend unklar

- was der Klient genau meint,
- wie sich die Probleme des Klienten genau zeigen,
- in welchen Situationen die Probleme genau auftreten,
- was die Probleme für den Klienten genau bedeuten.

Daher muss ein Therapeut hier in hohem Maße *konkretisierende Fragen stellen* und den Klienten damit auf die Ebene des konkreten Berichts leiten.

4.5 Konkreter Bericht

Auf dieser Ebene beschreibt ein Klient seine Probleme sehr konkret: Er gibt an,

- was genau das problematische Denken und Handeln ist,
- in welchen Situationen es auftritt,
- was das Problem für ihn problematisch macht, welche Kosten es für den Klienten erzeugt.

Der Klient schildert hier das Problem *an paradigmatischen Situationen*: Er beschreibt konkrete Situationen, in denen das Problem auftritt; er beschreibt, was er denkt, fühlt und tut; er beschreibt Konsequenzen seines Handelns etc.

Solche konkreten Beschreibungen eignen sich im Therapieprozess sehr gut dazu,

- ein Problem zu definieren,
- die Situation als Ausgangspunkt eines Explizierungsprozesses zu nutzen.

4.6 Situation im Fokus

Diese konkrete Situation ist der Ausgangspunkt eines Klärungsprozesses: Nun muss der Klient allerdings von einer externalen in eine internale Perspektive wechseln und von einem sequenziell-analytischen in einen intuitiv-holistischen Modus.

Bisher hat er die Situation noch in Details beschrieben (= externale Perspektive) und er hat sie analysiert und durchdacht (= sequenziell-analytischer Modus).

Nun soll er aber die *gleiche Situation* nur „vor seinem geistigen Auge" festhalten und einfach betrachten und auf sich wirken lassen; er soll sie *nicht* analysieren, nicht über sie nachdenken (= intuitiv-holistischer Modus), damit die Situation die relevanten Schemata aktivieren kann.

Und er soll einfach „etwas entstehen lassen" und betrachten, was die Situation in ihm auslöst und sich auf diese internen Prozesse konzentrieren (= internale Perspektive): Auf Kognitionen, Affekte, Emotionen, Handlungsimpulse, die durch die Aktivierung von Schemata entstehen.

4.7 Klärung der Verarbeitungsprozesse

Und diese ausgelösten Prozesse soll er klären: Er soll beschreiben, welche Gedanken die Situation auslöst und soll versuchen, diese Kognitionen in stimmige Begriffe zu bringen und zu klären, was er genau meint. Er soll seine Affekte beschreiben und versuchen, ihre Bedeutung für sich zu klären.

Er soll klären, welche Emotionen er spürt und welche Appraisal-Prozesse (Einschätzungen) den Emotionen zugrunde liegen. Und er soll klären, welche Handlungsprozesse in ihm entstehen und was er damit will: Wozu sollen diese initiierten Handlungen dienen?

4.8 Rekonstruktion von Schema-Aspekten

Hier ist dem Klienten sehr klar, dass alle diese Prozesse, die Kognitionen, Affekte, Emotionen und Handlungsimpulse nicht durch die Situation „verursacht" werden: Eine Situation, dies ist dem Klienten klar, verursacht nichts, sie aktiviert lediglich etwas, was der Klient schon in sich hatte.

Also folgt der Klient hier der Leitfrage: *Was sind meine Annahmen, welche Annahmen führen dazu, dass ich genauso denke, fühle und handele?*

Und dann rekonstruiert er Schritt für Schritt die Annahmen, z. B. in der Art:

- In der Situation X soll ich einen Vortrag halten und habe Angst.
- Die Situation löst Gedanken in mir aus wie: „Das schaffst du nicht, du wirst versagen."
- Was denke ich über mich, was glaube ich von mir, das mich veranlasst, etwas Derartiges zu denken?
- Ich glaube von mir „ich bin inkompetent", „ich kann nichts", „ich bin ein Versager".

Gerade bei diesen Rekonstruktionen ist ein intuitiv-holistischer Modus wichtig: Denn der Klient muss die Frage in den „kognitiven Raum stellen" und die Antworten „entstehen" lassen und *spüren*, ob die Antworten stimmig sind.

4.9 Funktionen

4.9.1 Perspektive

In der *externalen Perspektive* richtete der Klient seine Aufmerksamkeit nach außen: Er konzentriert sich auf Aspekte, die ihn umgeben, er achtet darauf, was in einer Situation passiert, was andere tun, was sich ereignet oder was er selbst tut. Auch wenn er Situationen beschreibt, die er sich lediglich vorstellt, erfordert eine solche Situationsbeschreibung eine externale Perspektive.

External Perspektive bedeutet, dass der Klient sich „vom Ich aus" auf Vorgänge konzentriert, die außerhalb von ihm selbst stattfinden. Internale Perspektive bedeutet dagegen, dass der Klient den Fokus seiner Aufmerksamkeit darauf legt, was sich in ihm „abspielt": Er achtet auf seine Gedanken, betrachtet seine Affekte, nimmt seine Emotionen wahr etc.

Wir nehmen an, dass ein Klient *bewusst und intentional von einer externalen in eine internale Perspektive umschalten muss*: Eine internale Perspektive ergibt sich meist nicht von selbst. Außerdem kann man aufgrund der Prozessforschungsergebnisse annehmen, dass eine internale Perspektive *schwierig* ist: Viele Klienten, wie z. B. Klienten mit psychosomatischer Verarbeitungsstruktur, haben große Schwierigkeiten, eine internale Perspektive einzunehmen. Daher ist es wichtig, dass Therapeuten die Perspektive durch entsprechende Interventionen lenken und eventuell sogar Klienten in der Einnahme einer internalen Perspektive trainieren.

4.9.2 Verarbeitungsmodus

Wie ausgeführt kann man zwei Verarbeitungsmodi unterscheiden (Bastick, 1982; Epstein, Pacini, Denes-Raj & Heier, 1996; Kuhl, 1983a, 1983b; Scheffer, 2009): Den sequenziell-analytischen und den intuitiv-holistischen Modus.

Im *sequenziell-analytischen Modus*

- verläuft die Verarbeitung Schritt für Schritt, wobei die einzelnen Schritte aufeinander aufbauen;
- ist die Kapazität der Verarbeitung begrenzt: es können immer nur begrenzte Mengen an Informationen gleichzeitig berücksichtigt werden;
- verläuft die Verarbeitung oft bewusst, manchmal aber auch automatisiert;
- ist die Verarbeitung zum großen Teil bewusst steuer- und kontrollierbar;
- geschieht ein großer Teil der Verarbeitung kognitiv, explizit, symbolhaft;
- erfolgt die Verarbeitung schnell und ist auf eine schnelle Handlungsorientierung ausgerichtet;
- erfolgt die Verarbeitung stark auf den konkreten Kontext bezogen;
- die produzierten Bedeutungen sind hochgradig bewusst oder repräsentierbar.

Im *intuitiv-holistischen Modus*

- verläuft die Verarbeitung parallel und „ganzheitlich";
- ist die Verarbeitung kaum kapazitätsbegrenzt: damit können sehr viele Informationen und damit auch sehr komplexe Informationen gleichzeitig berücksichtigt werden;
- verläuft die Verarbeitung größtenteils automatisiert und nicht bewusst;
- ist die Verarbeitung zum größten Teil nicht steuer- oder kontrollierbar (oft beeinträchtigt sogar der Versuch, den Prozess zu steuern oder zu kontrollieren den Modus eher stark);
- geschieht nur ein kleiner Teil der Verarbeitungen kognitiv; Kodierung erfolgt zum großen Teil bildhaft oder „sensumotorisch";
- erfolgt die Verarbeitung langsam und ist *nicht* auf schnelle Aktionen ausgerichtet;
- erfolgt die Verarbeitung stark kontext-übergreifend;
- die produzierten Bedeutungen sind wenig bewusst und nur schwer repräsentierbar.

Der intuitiv-holistische Modus ist hilfreich, wenn man Informationen verarbeiten will, die nicht leicht zugänglich sind und an die man mit einer „bewussten" Suche nur schwer herankommt: Das betrifft alle Schema-Inhalte, die einer Person nicht ohne weiteres zugänglich sind. Um von schon geklärten auf noch unklare „Knoten" im Netzwerk der Schemata zu gelangen, kann sich ein intuitiver Modus für Klienten als hilfreich erweisen.

Geht es um „tiefere" Schema-Inhalte, von denen eine Person zwar (aus ihren Handlungen und Emotionen) annehmen kann, dass sie existieren, die sie aber nicht mehr explizit in Sprache übersetzen kann, dann wird für eine Klärung ein intuitiver Modus *erforderlich*: Die Person kann nicht „gezielt" suchen (weil sie das Ziel ja gar nicht kennt), sondern muss einen Suchprozess starten und ihn dann „machen lassen". Hier sollte ein Therapeut die Person explizit instruieren, einen solchen Such-Modus einzunehmen.

Bei der Klärung affektiver Schema-Inhalte ist ein solcher Modus unbedingt erforderlich (z. B. bei Focusing-Prozessen); sequenziell-analytische Modi versagen hier komplett (Neumann & Sachse, 1992; Sachse, 2014c, 2014d; Sachse & Atrops, 1989, 1991; Sachse & Fasbender, 2011, 2014a, 2014b; Sachse & Neumann, 1983, 1986, 1987a, 1987b; Sachse et al., 1992).

Man kann also allgemein sagen: Je schwerer zugänglich die zu klärenden Schema-Inhalte für einen Klienten sind, desto hilfreicher bzw. notwendiger ist es, dass der Klient bei der Klärung einen intuitiv-holistischen Modus einnimmt.

5 Wie unterstützt ein Therapeut den Klärungsprozess des Klienten

In diesem Kapitel geht es um die Frage, wie Therapeuten die Klärungsprozesse von Klienten konstruktiv fördern und welche Interventionen sie dabei einsetzen können.

5.1 Grundsätzliche Überlegungen

Sowohl die empirischen Ergebnisse als auch unsere therapeutischen Erfahrungen zeigen sehr deutlich, dass Therapeuten die Klienten in ihrem Klärungsprozess *sehr aktiv unterstützen müssen*: Therapeuten müssen *prozessdirektiv* sein, Therapeuten müssen Prozesse anregen, „am Laufen halten", Fragen aufwerfen, Klienten zum Thema und zum Prozess zurückführen usw.

Und Therapeuten müssen den Klärungsprozess *schrittweise* steuern: Sie müssen wissen, auf welcher Klärungsstufe (in welchem Teilprozess) der Klient sich im Augenblick befindet und müssen dann versuchen, den Klienten in den nächsten Teilprozess zu bringen, also die jeweils nächste Klärungsstufe anzuregen. Auf diese Weise steuert der Therapeut den Klienten von Stufe zu Stufe bis zu einer Rekonstruktion relevanter Schemaelemente.

Tatsächlich zeigen empirische Ergebnisse sowie praktische Erfahrungen, dass der Fortschritt *nicht linear* verläuft, sondern:

- Befindet sich ein Klient auf Stufe X, kann es mehrere „Anläufe" des Therapeuten erfordern, um den Klienten auf die nächste Stufe zu bringen.
- Klienten bleiben oft nicht auf einer Stufe, sondern „fallen von selbst" auf eine niedrigere Stufe zurück.
- Klienten steigen manchmal auch „aus dem Prozess aus" (indem sie assoziativ zu anderen Themen springen etc.) und müssen dann vom Therapeuten in den Prozess „zurückgesteuert" werden.

So ist es ein mühsames Unterfangen, Klienten zu einem konstruktiven Klärungsprozess zu führen. Therapeuten müssen immer und immer wieder Interventionen realisieren (wie wir sagen: Bearbeitungsangebote machen), um Klienten im Prozess weiterzubringen und sie im Prozess zu halten.

Dabei unterscheiden sich Klienten stark darin, wie gut sie auf vertiefende Bearbeitungsangebote des Therapeuten reagieren. Manche Klienten vertiefen den Prozess relativ schnell, manche, wie psychosomatische Klienten, vertiefen sehr langsam: Der Grund dafür ist, dass manche Klienten ein hohes Maß an *Vermeidung* zeigen. Sie vermeiden es, sich mit Schemaaspekten auseinanderzusetzen und nehmen damit vertiefende Bearbeitungsangebote des Therapeuten nicht an.

Man muss daher unterscheiden zwischen einem „idealen" Klärungsprozess, bei dem Klienten mit Unterstützung des Therapeuten die einzelnen Klärungsphasen „glatt" durchlaufen und den Prozessen mit Vermeidung, bei denen eine „Störung" eintritt: Klienten vermeiden es hier aktiv, sich mit bestimmten Inhalten zu konfrontieren und weichen diesen Inhalten aus. Dies geschieht oft hoch automatisiert und ohne Wissen des Klienten, dass dies den Therapieprozess behindert. In diesem Fall läuft der Klärungsprozess nicht weiter, er stagniert so lange, bis die Vermeidung angemessen bearbeitet worden ist. Vermeidungsprozesse sind normal und zu erwarten und daher muss klar sein, dass der hier geschilderte Ablauf von Klärungsprozessen immer ein *idealer Ablauf* ist, der in der Realität aber an jeder Stelle durch Vermeidung unterbrochen werden kann. Diese Unterbrechung bedeutet dann, dass ein Therapeut sich vorübergehend auf die Vermeidung und ihre Bearbeitung konzentrieren und die Vermeidung reduzieren oder beseitigen muss, bevor er im Klärungsprozess voranschreiten kann.

Der Therapeut sollte auf jeden Fall Bearbeitungsangebote machen und den Prozess des Klienten damit deutlich steuern. Er sollte aber auch die jeweils passenden Angebote machen. D.h. er muss unterschiedliche Interventionen realisieren – unterschiedliche Arten von vertiefenden Bearbeitungsangeboten machen – je nachdem, in welcher Phase (in welchem Teilprozess) der Klient sich jeweils befindet.

Die Techniken, die Therapeuten dabei verwenden, sind alle recht einfach. Die Kunst dabei, die eine sehr hohe Expertise des Therapeuten erfordert, ist allerdings: *Das Richtige in der richtigen Weise an der richtigen Stelle zu tun!* Auch ein Skalpell ist ein einfaches Instrument, aber nur wenige können damit Herzen transplantieren!

Die therapeutischen Techniken sind für die verschiedenen Vorstufen und Teilprozesse unterschiedlich, daher sollen diese noch einmal durchgegangen werden.

5.2 Keine persönlichen Probleme

Thematisiert ein Klient keine persönlichen Inhalte oder keine Probleme, dann kann ein Therapeut dies (aus Gründen der Beziehungsgestaltung) *kurz* zulassen: Therapeuten sollten in der Therapie schlicht und ergreifend nicht zulassen, dass sich ein Klient auf dieser Vorstufe aufhält: Therapie ist vollständig sinnlos, wenn Klienten über irrelevante Inhalte reden! Daher sollten Therapeuten hier auf die Meta-Ebene gehen, dem Klienten den Sinn von Therapie erläutern und deutlich machen, dass der Klient

- über sich reden muss,
- darüber reden muss, was ihn stört, belastet, behindert usw.

Therapeuten müssen hier eine *Regel setzen*, denn man findet als Therapeut von irrelevanten Themen aus so gut wie keine Vertiefungsmöglichkeiten. Das bedeutet: Therapeuten müssen den Klienten im Grunde „verbieten", im Therapieprozess über irrelevante Inhalte zu sprechen!

5.3 Intellektualisierung

Diese Vorgehensweise des Klienten kann ein Therapeut eine Zeit lang akzeptieren, wenn er diese Phase zur Beziehungsgestaltung nutzen will: Sobald der Beziehungskredit ausreicht, sollte der Therapeut den Klienten jedoch aus dieser Phase systematisch herausführen.

Unter Aspekten der Klärung sind Intellektualisierungen *vollständig sinnlos*. Therapeuten sollten sich diese deshalb nicht anhören und Klienten aus dieser Stufe so schnell wie möglich – sobald es die Beziehung erlaubt – rausbringen.

Dazu können Therapeuten auf die Meta-Ebene gehen und dem Klienten erläutern,

- wozu Klärungsprozesse wichtig sind; was man damit erreichen will,
- was Klärungsprozesse bedeuten,
- warum man sich nicht mit unvaliden Theorien auseinandersetzen sollte,
- dass man am besten mit einer konkreten Problemsituation beginnt.

Therapeuten können auch versuchen, den Klienten nach solchen Situationen zu fragen oder können solche Situationen aufgreifen, wenn Klienten sie ansprechen, und versuchen, die Klienten dabei zu halten.

Vielfach ist Intellektualisierung jedoch eine Vermeidungsstrategie – in dem Fall muss der Therapeut Vermeidung bearbeiten (vgl. Sachse, 1993a, 1998, 2006b). Zeigt ein Klient in höherem Maße Vermeidungstendenzen, dann reichen „normale“ Bearbeitungsangebote des Therapeuten nicht mehr aus.

5.4 Unkonkreter Bericht

Für unkonkrete, abgehobene Problembeschreibungen gilt das Gleiche wie für Intellektualisierung: Auch hier kann der Therapeut das Klienten-Verhalten eine Zeit lang zulassen und die Phase zur komplementären Beziehungsgestaltung nutzen. Sobald der Beziehungskredit jedoch dazu ausreicht, sollte der Therapeut den Klienten aus dieser Ebene hinaussteuern.

Eine allgemeine Problembeschreibung kann vom Therapeuten genutzt werden, Folgendes zu tun:

- Der Therapeut sollte mit dem Klienten klären, welche Probleme der Klient überhaupt aufweist.
- Der Therapeut sollte mit dem Klienten klären, wie man jedes einzelne Problem *benennen und definieren* kann.
- Therapeut und Klient sollten klären, wie man die einzelnen Probleme (vorläufig) voneinander abgrenzen kann.

Therapeut und Klient sollten dann entscheiden, mit welchem Problem begonnen werden soll. Ist dies klar, dann kann der Therapeut den Klienten auffordern, zu dem nun zu bearbeitenden Problem eine typische Situation zu schildern, an der man das Problem nun konkret klarmachen kann.

Im Therapieprozess ist es von großer Wichtigkeit, dass Therapeuten Klienten dazu anleiten, überhaupt relevante, konkrete, problematische Situationen zu finden und zu definieren: Klienten sollen nicht abgehoben über Probleme sprechen, sie sollen nicht unkonkret und allgemein „erzählen". Sie sollen vielmehr für ein Problem eine paradigmatische Situation finden, an der man das Problem konkret festmachen kann!

Therapeuten sollten hier vor allem konkretisierende Interventionen einsetzen, also Klienten dazu veranlassen, Inhalte konkret zu beschreiben, Personen und Situationen konkret zu benennen etc. Sie stellen dazu Fragen wie:

- Was genau meinen Sie mit Angst?
- Wovor genau haben Sie Angst?
- Was genau an der Situation hat Sie beunruhigt?
- Was genau haben Sie getan?
- Was daran ist für Sie problematisch?

5.5 Konkreter Bericht

Bei konkretem Bericht schildern Klienten eine paradigmatische Situation, an der man gut bearbeiten kann, was das Problem ist.

5.6 Fokussieren auf die Situation

Will der Therapeut den „eigentlichen" Explizierungsprozess starten, dann muss er den Klienten instruieren:

- Bitte stellen Sie sich jetzt die Situation, die Sie gerade beschrieben haben, noch einmal möglichst konkret und plastisch vor (eine sehr konkrete Situation erhöht die Wahrscheinlichkeit, dass dadurch das Schema aktiviert wird).
- Bitte denken Sie jetzt nicht weiter über die Situation nach und versuchen Sie auch nicht, die Situation zu analysieren (dadurch soll ein sequenziell-analytischer Modus blockiert werden).
- Bitte halten Sie die Vorstellung einfach nur fest und lassen Sie sie auf sich wirken; und lassen Sie sich Zeit (dadurch soll ein intuitiv-holistischer Modus angeregt werden).
- Und schauen Sie mal, ob die Situation irgendetwas in Ihnen auslöst: Gedanken, Gefühle, Bilder, was auch immer kommt (dadurch soll eine internale Perspektive angeregt werden und der intuitive Modus unterstützt werden).
- Schauen Sie mal, ob Ihnen zu der Situation irgendwelche Gedanken durch den Kopf gehen, lassen Sie sie ganz spontan kommen (dadurch sollen schema-gesteuerte, automatische Gedanken angeregt werden).

5.7 Fokussieren auf Verarbeitungsprozesse

Werden beim Klienten Gedanken, Affekte etc. aktiviert, dann soll sich der Klient auf diese konzentrieren und diese weiter klären. Der Therapeut fragt dann:

- Löst die Situation etwas in Ihnen aus?
- Kommen Ihnen zu der Situation Gedanken?

- Bitte versuchen Sie, diese Gedanken zu schildern.
- Viele Gedanken sind vielleicht noch vage oder unklar – das ist völlig ok.
- Wir werden sie schrittweise weiter klären.
- Spüren Sie, wenn Sie die Situation auf sich wirken lassen, etwas in Ihrem Körper?
- Bitte beschreiben Sie, was Sie spüren.
- Haben Sie eine Idee, was das, was Sie spüren, bedeutet?
- Lassen Sie die Bedeutung entstehen – und lassen Sie sich Zeit.

Der Therapeut kann auch Folgendes fragen:
- Klient: „Ich hatte ein Unwohlsein, es ging mir nicht gut."
  Therapeut: „Sie spürten ein Unwohlsein? Was bedeutet das? Was meinen Sie mit Unwohlsein?"
- Klient: „Es hat mich irritiert, was Frank gemacht hat."
  Therapeut: „Es hat Sie irritiert. Was genau meinen Sie mit irritiert? Was hat Franks Verhalten ausgelöst?"
- Klient: „Irgendwie hat es mir Angst gemacht. Ich weiß auch nicht, wieso. Aber irgendwie hat es mir Angst gemacht."
  Therapeut: „Es hat Ihnen Angst gemacht. Was genau hat Ihnen Angst gemacht? Versuchen Sie mal zu erspüren, was Ihnen Angst gemacht hat."
- Klient: (Pause) „Sein Blick. Er hat mich eingeschüchtert."
  Therapeut: „Eingeschüchtert. Was hat der Blick in Ihnen ausgelöst? Was geht noch in Ihnen vor, wenn Sie Franks Blick sehen?"
- Klient: „Er ist irgendwie böse auf mich – denke ich."
  Therapeut: „Er ist böse. Nehmen wir mal an, er ist böse. Was macht Ihnen daran Angst?"

Der Therapeut greift immer zuerst auf, was der Klient sagt oder meint; dies tut er, um zu signalisieren, dass er zuhört, dass er akzeptiert, dass er dem Klienten folgt – dies sind Maßnahmen der kommunikativen Validierung, aber auch der Beziehungsgestaltung. Beziehungsgestaltung geht auf Mikroebene immer in den Klärungsprozess ein!

Dann stellt der Therapeut konkretisierende, weiterführende Fragen, die es dem Klienten erlauben, Schritt für Schritt die *Bedeutung* (!) seines Denkens, Fühlens und Handelns zu verstehen. Damit kann manchmal eine Schemaaktivierung erreicht werden (wodurch dann Teilprozess 3 beginnt) oder man geht schon in Teilprozess 4 über, in dem man langsam beginnt, Schemaaspekte zu rekonstruieren.

In der Regel führt eine konkrete Situationsvorstellung mit der Frage „Was löst die Situation in Ihnen aus?" zu einer Schema-Aktivierung. Ist eine Schema-Aktivierung schwierig, dann kann der Therapeut den Klienten bitten, die Situationsaspekte nochmal durchzugehen und sich *alle* relevanten Situationsanteile konkret vorzustellen.

Therapeuten können vor allem dann eine Schema-Aktivierung erreichen, wenn sie schon wissen, welche Bedeutungen im Schema stehen, und zwar an relevanter, zentraler Stelle im Schema. Geben sie dem Klienten dann diese Bedeutung vor, kann der Klient oft eine Schema-Aktivierung nur noch schwer verhindern, denn die Aussage des Therapeuten „trifft den wunden Punkt". Manchmal können Therapeuten aus den bisherigen Aussagen Schlüsse über Schema-Elemente ziehen und dem Klienten dann eine explizierende Intervention vorgeben. Beispielsweise berichtet der Klient von einer Auseinandersetzung mit seiner Mutter. Der Dialog konzentriert sich darauf, dass der Klient sich von seiner Mutter nicht ernstgenommen fühlt und der Therapeut expliziert, verbunden mit einer Frage: „Wie wirkt das auf Sie, wenn Sie denken, Ihre Mutter sagt Ihnen: ‚Du bist mir nicht wichtig.'?" Daraufhin wird der Klient traurig und es beginnt eine Klärung.

Therapeuten bemerken eine Schema-Aktivierung an verschiedenen Indikatoren, z. B.:

- Der Klient wirkt engagiert, wirkt betroffen, wirkt (stark) beteiligt.
- Der Klient wird von Gedanken „überschwemmt"; die Gedanken wirken spontan, nicht ausgedacht, nicht geplant, oft (auf den ersten Blick) irrational, unlogisch.
- Der Klient zeigt affektive Reaktionen: Veränderungen der Stimme, rote Flecken auf der Haut, körperliche Reaktionen wie Kloß im Hals, Druck auf der Brust, Schwitzen.
- Der Klient zeigt emotionale Reaktionen wie Traurigkeit, Wut o. Ä.

Der Klient redet nicht mehr distanziert, sondern er ist „voll dabei", ist stark durch das gerade aktualisierte Schema bestimmt.

5.8 Rekonstruktion von Schema-Annahmen

Der Therapeut macht dem Klienten u. U. noch einmal deutlich, worum es geht:

- Die Situation hat in Ihnen den Gedanken ausgelöst: „Ich schaffe es nicht."
- Sie müssen eine Annahme über sich haben, auf die dieser Gedanke zurückgeht.
- Was glauben Sie über sich, warum schaffen Sie es nicht?

Der Therapeut leitet den Klienten auch immer wieder an, nicht zu spekulieren und nicht zu theoretisieren:

- Lassen Sie die Antwort entstehen.
- Lassen Sie sich Zeit.

Hat der Klient einen Affekt, den er klären muss, dann instruiert der Therapeut den Klienten, sich auf das zu konzentrieren, was er im Körper spürt und sich die Frage zu stellen, was diese Körperempfindung bedeutet:

- Sie spüren „einen Kloß im Hals"?
- Bitte konzentrieren Sie sich darauf.
- Was bedeutet der Kloß im Hals? Was sagt Ihnen das?
- Lassen Sie die Antwort aus dem Gefühl kommen und lassen Sie sich Zeit.

Auf diese Weise kann der Therapeut dem Klienten auch helfen, eine *Emotion* zu klären:

Sie spüren Ärger.

„Bleiben Sie mal bei dem Gefühl: Sie ärgern sich darüber, dass Sie Ihr Auto nicht in die Parklücke gekriegt haben. Was genau ist so schlimm daran, das Auto nicht einparken zu können?"

Der Therapeut muss dem Klienten aber – und vor allem (!) – *aktiv* dabei helfen, Schemainhalte zu rekonstruieren und zwar durch *Explizierungen*: Explizierungen sind Interventionen, bei denen der Therapeut aufgrund seines Verstehens bereits *nachvollziehbar und belegbar* rekonstruiert hat, welche Inhalte im Schema des Klienten stehen und die er dem Klienten als Erkenntnis *zur Prüfung anbietet*. Der Therapeut macht den Klärungsprozess an dieser Stelle stellvertretend für den Klienten, wobei er dem Klienten eine *gut fundierte* (!!) Hypothese darüber anbietet, welche relevanten Inhalte der Klient hat. Der

Klient muss diese Hypothese immer prüfen, vor allem affektiv, und feststellen, ob die Hypothese stimmt, ob er sie annehmen kann, ob sie ihm evident erscheint. Stimmt die Hypothese und der Klient kann sie annehmen, macht der Klärungsprozess einen *qualitativen Sprung*: Dem Klienten wird unmittelbar etwas deutlich, er versteht Aspekte seines Schemas und ihm wird einiges klarer und deutlicher.

Ein Therapeut, der Aspekte des Schemas eines Klienten bereits verstanden hat, kann Folgendes sagen:

Kl: „Ich ärgere mich darüber, dass ich mein Scheiß-Auto wieder nicht in die verdammte Parklücke gekriegt habe."
Th: „Sie haben das wieder als persönliches Versagen erlebt."
Kl: „Ja genau, ganz genau! Ich habe wieder mal versagt!"
Th: „Eigentlich denken Sie, Sie sind ein Versager."
Kl: (Pause) „Ja." (Pause) „Das denke ich oft, das fühle ich auch oft."

Die Explizierung des Therapeuten bringt den Prozess ganz schnell voran – erkennbar ist aber auch, dass Therapeut und Klient eine gute, vertrauensvolle Beziehung haben müssen, die der Therapeut kontinuierlich pflegen muss, damit sich der Therapeut eine solche Aussage „leisten" kann. Kann er das, führen Explizierungen jedoch *sehr effektiv* zu Klärungen!

In dieser Prozess-Phase gelingen dem Klienten Schritt für Schritt Rekonstruktionen von Schema-Aspekten. Nun sollte der Therapeut „dranbleiben" und versuchen, das Netzwerk des Schemas weiter zu klären.

Hat der Klient z. B. den Inhalt rekonstruiert „Ich bin ein Versager.", dann kann der Therapeut weiter in die Netzwerkstrukturen hineinfragen, z. B.:

- „Was verbinden Sie mit Versager?"
- „Was heißt es für Sie ganz persönlich, ein Versager zu sein?"
- „Was bedeutet für Sie Versager, was steckt da noch für Sie drin?"

Der Klient kann nun z. B. erkennen, dass Versager heißt:

- Erwartungen wichtiger anderer nicht erfüllen zu können;
- inkompetent zu sein;
- andere zu enttäuschen u. a.

Damit sind aber bereits einige Verbindungen klar:

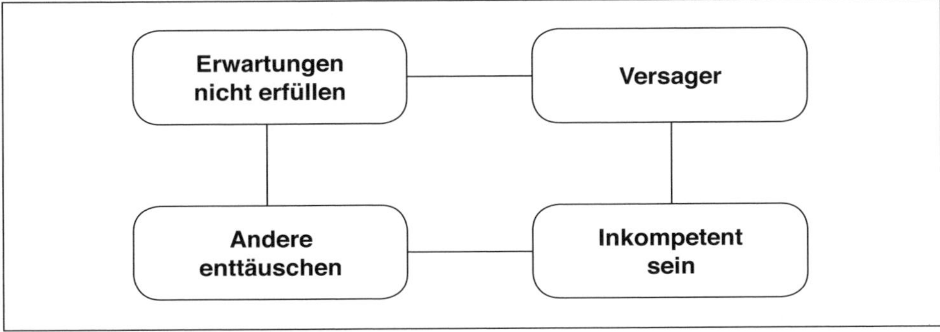

Abbildung 8: Struktur eines Schemas

Der Therapeut kann aber nun auch systematisch die zweite Schema-Ebene ansteuern, z. B. mit Fragen wie:

- „Was heißt das für Sie, ein Versager zu sein? Was sind Sie, wenn Sie ein Versager sind?"
- „Welche Konsequenzen hat es, ein Versager zu sein?"

Stellt ein Therapeut solche Fragen, dann sollte er aber klarmachen, dass er eruieren will, welche *Konsequenzen im Schema* stehen, *und nicht*, welche Konsequenzen dies heute in der Realität hätte. Daher muss er dem Klienten klarmachen:

- „Schauen Sie mal nicht auf die Realität. Ich möchte nicht klären, welche Konsequenzen das für Sie in der Realität hätte, ein Versager zu sein."
- „Schauen Sie mal nur auf Ihr Gefühl. Was sagt das? Was wäre schlimm daran, ein Versager zu sein?"

Folgt der Klient diesen Fragen, dann können Konsequenz-Annahmen des Schemas deutlich werden, z. B.:

- „Wenn ich ein Versager bin, werde ich abgelehnt."
- „Wenn ich ein Versager bin, bin ich wertlos."
- „Wenn ich ein Versager bin, habe ich keine Existenzberechtigung."

Der Therapeut kann nun weiterfragen, um Aspekte der dritten Schemaebene deutlich werden zu lassen, d. h. um die persönliche Relevanz der herausgearbeiteten Annahmen und Konsequenzen für den Klienten zu klären. Hier sind Fragen hilfreich wie: „Wie wäre es für Sie, abgelehnt zu werden?", „Wenn das tatsächlich so wäre, wie würden Sie sich fühlen?", „Was genau daran wäre schlimm für Sie?" Hierdurch können v. a. affektive Schemaanteile deutlich werden.

Am Ende des Klärungsprozesses ist idealerweise ein relevantes Schema des Klienten hinreichend genug geklärt, um in der nächsten Therapiephase das Schema bearbeiten zu können. Hierfür bietet sich v. a. das sogenannte „Ein-Personen-Rollenspiel (EPR)" an (Sachse, 1983, 2006c), da mit dieser Technik sowohl eine Bearbeitung kognitiver als auch affektiver Schema-Anteile ermöglicht werden kann und außerdem auch motivationale Strategien eingesetzt werden können. Damit setzen die nun folgenden lösungsorientierten Strategien effektiv und passgenau am problemrelevanten Schema des Klienten an (für weitere Ausführungen hierzu siehe Sachse, Püschel, Fasbender & Breil, 2008).

6 Therapeutische Intervention zur Klärung

In diesem Kapitel wird behandelt, welche Arten von Interventionen man prinzipiell einsetzen kann, was sie bewirken und wie man sie kombinieren und anwenden sollte.

6.1 Einleitung

Hier sollen nun die grundlegenden Basis-Interventionen (nicht Strategien!) auf Inhaltsebene beschrieben werden. Diese Interventionen sind in ihrer Struktur recht einfach: Therapeutisch kommt es aber weniger auf die Interventionen selbst an, als auf ihren richtigen *Einsatz*.

6.2 Synthetische und analytische Interventionen

Inhaltsbezogene Interventionen kann man einteilen in synthetische und analytische Interventionen. Der Begriff der „synthetischen" und „analytischen" Interventionen leitet sich aus dem synthetischen oder analytischen Verarbeitungsmodus ab. Im synthetischen Verarbeitungsmodus *versucht ein Therapeut zu verstehen, was vom Klienten zu verstehen ist*. Im analytischen Verarbeitungsmodus *versucht ein Therapeut zu verstehen, was noch nicht zu verstehen ist*. Das bedeutet z. B., dass ein Therapeut sich fragt:

- Welche Informationen fehlen mir, um den Klienten zu verstehen?
- Welche Inhalte sind mir noch unklar, unkonkret, nicht nachvollziehbar?
- Welche Aspekte erscheinen noch widersprüchlich, inkonsistent etc.?
- Wo habe ich „Lücken" im Klienten-Modell, welche Probleme des Klienten kann ich noch nicht psychologisch aus dem Modell heraus verstehen (Sachse, 2003a)?

Im analytischen Modus prüft der Therapeut also das Klienten-Modell um festzustellen, was er noch nicht weiß – und dann kann er entscheiden, mithilfe welcher Informationen er die fehlende Information erhalten kann. Auf diese Weise verbessert der Therapeut das Klienten-Modell systematisch.

Synthetische Interventionen sind demnach solche,

- die auf der *Therapeutenseite* dazu dienen, das Klienten-Modell zu elaborieren, zu testen, zu differenzieren, zu validieren, um dem Therapeuten damit die Grundlage für therapeutische Entscheidungen zu liefern;

- die auf *Klientenseite* die Inhaltsbearbeitung des Klienten fördern, insbesondere dadurch, dass Schema-Aspekte, die vom Klienten bisher unklar waren, nun in einen kognitiv-konzeptuellen Code übersetzt werden.

Analytische Interventionen sind solche,
- die auf *Therapeutenseite* dazu dienen, Modell-Lücken zu füllen, Aspekte verstehbar zu machen, die noch nicht ausreichend verstehbar sind; Widersprüche aufzuheben usw.;
- die auf *Klientenseite* den Klienten veranlassen sollen, ebenfalls wahrzunehmen, dass Aspekte unklar, widersprüchlich, nicht ausreichend verständlich sind und den Klienten veranlassen, Fragestellungen zu entwickeln und an der „Schließung der Lücken" zu arbeiten, oder die den Klienten veranlassen sollen, bestimmte Fragen zu verfolgen, um damit seinen Bearbeitungsprozess zu vertiefen.

6.2.1 Synthetische Interventionen

Man kann im Wesentlichen drei Arten von synthetischen Interventionen unterscheiden:
- paraphrasieren
- verbalisieren
- explizieren.

Diese Interventionen unterscheiden sich in der „Tiefe des Verstehens", das ein Therapeut realisiert und/oder in der „Tiefe", mit der ein Therapeut mit seinen Interventionen in das innere Bezugssystem des Klienten „vorstößt".

6.2.1.1 Paraphrasieren

Paraphrasieren bedeutet, dass der Therapeut das, was der Klient sagt, wörtlich oder leicht verändert wiedergibt, indem er das vom Klienten Gesagte in andere Worte fasst. Der Therapeut bleibt hier also sehr eng an dem, was der Klient sagt; entweder, weil er den Klienten noch nicht tiefer verstanden hat, oder weil er will, dass der Klient (noch eine Weile) auf diesem Niveau bleibt.

> Beispiel:
> - *Klient:* „Ich habe eine Einladung bekommen, an einer Pressekonferenz teilzunehmen, aber ich möchte nicht hingehen, weil ich denke, dass ich scheitere."
> - *Therapeut:* „Sie denken, dass Sie dabei scheitern könnten."/„Sie denken, das könnte schief gehen."

Paraphrasieren hat wichtige therapeutische Funktionen. Diese sind für den Therapeuten:
- Der Therapeut kann dadurch, dass er Aspekte der Klienteninformation wiederholt, diese noch mal auf sich wirken lassen und sie damit besser verarbeiten.
- Der Therapeut verlangsamt durch Paraphrasen das Tempo.

- Der Therapeut kann sein Verstehen validieren und damit mit dem Klienten eine gemeinsame „Arbeitsplattform“ schaffen.

Für den Klienten:
- Die Aufmerksamkeit des Klienten wird auf bestimmte Aspekte zentriert.
- Die Aufmerksamkeit kann internalisiert werden.
- Der Klient erhält die (implizite) Instruktion: Bleib dabei; schau dir diesen Aspekt an; was bedeutet er?

6.2.1.2 Verbalisieren

Verbalisieren kann man definieren als Bemühen des Therapeuten, das vom Klienten *Gemeinte* explizit zu machen. Der Therapeut wiederholt hier nicht nur, was der Klient sagt, sondern er versucht zu rekonstruieren, was der Klient meint. Der Therapeut muss damit notwendigerweise über die vom Klienten unmittelbar gegebenen Aspekte hinausgehen.

Beispiel:
- *Klient:* „Ich habe eine Einladung bekommen, an einer Pressekonferenz teilzunehmen, aber ich möchte nicht hingehen, weil ich denke, dass ich scheitere.“
- *Therapeut:* „Sie haben Angst, dass Sie scheitern könnten.“/„Sie haben Angst, dass Sie sich irgendwie falsch verhalten könnten.“/„Da gibt es eine große Angst bei Ihnen.“

Auch Verbalisierungen haben wichtige therapeutische Funktionen.

Für den Therapeuten:
- Auch hier kann der Therapeut seine eigene Verarbeitung dadurch verbessern, dass er noch einmal sagt, was er verstanden hat.
- Auch durch Verbalisierungen kann man Prozesse verlangsamen.
- Da der Therapeut über das vom Klienten Gesagte hinausgeht, und dies auch bei hoher Belegbarkeit immer eine Hypothese ist, dient die Verbalisierung der Konsens-Validierung.

Für den Klienten:
- Die Aufmerksamkeit des Klienten wird gesteuert.
- Damit wird die Perspektive internalisiert.
- Die Aufmerksamkeit wird auf *zentrale* Informationsaspekte gelenkt.
- Der Klient erhält (implizit) die Instruktion: Beachte diese Aspekte! Folge diesen Spuren! Was bedeuten diese Aspekte?
- Da der Therapeut über das unmittelbar Gesagte hinausgeht, erhält der Klient bereits „Hilfe bei der Übersetzung“ impliziter Bedeutungen.

6.2.1.3 Explizieren

Explizieren als Vorgehensweise des Therapeuten bedeutet, dass der Therapeut weit über das vom Klienten Gesagte hinausgeht. Der Therapeut nutzt dabei sein Klienten-Modell, also sein Wissen über den Klienten und auch sein Fachwissen, um Hypothesen darüber abzuleiten, was das Gesagte für den Klienten bedeutet. Damit versucht der Therapeut die

Implikationsstruktur zu verstehen, also zu verstehen, in welche Bedeutungskonzepte das vom Klienten Gesagte eingebettet ist. Der Therapeut geht damit weit ins „innere Bezugssystem" des Klienten hinein.

Der Therapeut versucht damit, das *Bedeutungs-Netzwerk des Schemas zu verstehen* und teilt dem Klienten das Verstandene (also die *Hypothese*!) mit. Das Verstehen des Therapeuten muss dabei belegbar sein, d. h., der Therapeut muss angeben können, wie er zu der Hypothese gekommen ist (aufgrund welcher Informationen, welchen Wissens und welcher Schlussfolgerungen). Der Therapeut muss dem Klienten eine Bedeutungs-Explizierung immer als Hypothese (also widerspruchsermöglichend) anbieten und sie mit dem Klienten gemeinsam validieren. Wenn der Klient seine Hypothese nicht annehmen kann, bedeutet dies nicht zwingend, dass sie falsch ist (der Klient kann auch vermeiden!); es besteht aber immer die Möglichkeit, dass sie falsch ist.

Der Therapeut „verbalisiert hier ins Schema hinein", er expliziert Aspekte des Schemas, von denen er annimmt (aufgrund früherer Informationen oder allgemeinen Wissens), dass diese für den Klienten eine Rolle spielen; er tut dies, obwohl diese Aspekte vom Klienten nicht explizit genannt worden sind. Der Therapeut versprachlicht damit oft implizite Bedeutungen und „bringt sie auf den Punkt".

Beispiel:

- *Klient:* „Ich habe eine Einladung bekommen, an einer Pressekonferenz teilzunehmen, aber ich möchte nicht hingehen, weil ich denke, dass ich scheitere."
- *Therapeut:* „Wenn ich Sie richtig verstehe, haben Sie Angst, sich zu blamieren."/ „Wenn ich Sie richtig verstehe, haben Sie Angst, Sie könnten sich blamieren und andere könnten denken, Sie seien völlig inkompetent."

Bedeutungs-Explikationen haben zentrale therapeutische Funktionen für einen Klärungs-/ Repräsentationsprozess.

Für den Therapeuten:

- Der Therapeut muss, um diese Interventionen überhaupt realisieren zu können, sehr gut verstanden haben, worum es dem Klienten geht, d. h., er muss Teile des „inneren Bezugssystems des Klienten" verstanden haben.
- Der Therapeut kann durch die Interventionen Hypothesen über das „innere Bezugssystem des Klienten" validieren.

Für den Klienten:

- Durch Bedeutungs-Explikation wird die Aufmerksamkeit des Klienten stark internalisiert und zentralisiert.
- Der Klient wird aufgefordert, sich mit der Klärung seines Bedeutungs-Systems auseinanderzusetzen (diese Interventionen haben eine stark prozess-direktive Wirkung).
- Der Klient erhält Hilfe bei der „Übersetzung", bei der Bildung kognitiv-konzeptueller Codes für bisher nicht versprachlichbare Schema-Aspekte; auf diese Weise kann das Schema Schritt für Schritt dekodiert werden.

Explizierungen spielen im Therapieprozess eine umso größere Rolle, je näher Klienten an die Repräsentation relevanter Schemata kommen; stoßen sie auf Material, das sie noch nicht versprachlichen können, dann führen Fragen nicht mehr weiter. Fragen machen nämlich die Implikation, dass Klienten die entsprechende Information aus ihrem Gedächtnis abrufen und dann versprachlichen können; genau *das* können sie aber nicht, wenn sie an der Klärung impliziter Bedeutungen arbeiten. Daher sind Fragen in einem solchen Fall therapeutisch sinnlos; vielmehr muss der Therapeut den Klienten aktiv bei der Übersetzung in Begriffe helfen, d. h., er muss explizierende Interventionen realisieren!

6.2.2 Analytische Interventionen

Der Prototyp analytischer Interventionen sind Fragen. Fragen spielen in der Klärungsorientierten Psychotherapie eine große Rolle. Wir gehen auch *nicht* davon aus, dass Fragen nicht klientenzentriert sind und Klienten etwas aufzwingen; wir nehmen vielmehr an, dass man Fragen sehr klientenzentriert stellen kann und dass sie den Bearbeitungsprozess des Klienten in hohem Maße fördern können.

Therapeutische Fragen lassen sich grob einteilen in therapeutenzentrierte Fragen und klientenzentrierte Fragen.

Therapeutenzentrierte Fragen sind solche, die *hauptsächlich* dazu dienen, *dem Therapeuten* Informationen für das Klienten-Modell bereitzustellen. Diese Fragen sind jedoch immer auch insofern klientenzentriert, als der Therapeut ein elaboriertes Klienten-Modell benötigt, um den Klienten mit seinen Interventionen gezielt fördern zu können. Klientenzentrierte Fragen sind solche, die *hauptsächlich* dazu dienen, die Bearbeitungsprozesse des Klienten zu steuern. Fragen kann man weiterhin unterteilen in:

- Informationsfragen
- konkretisierende Fragen
- vertiefende Fragen

Dabei kann man sich folgende Beziehung zwischen den Frage-Typen denken (Abb. 9):

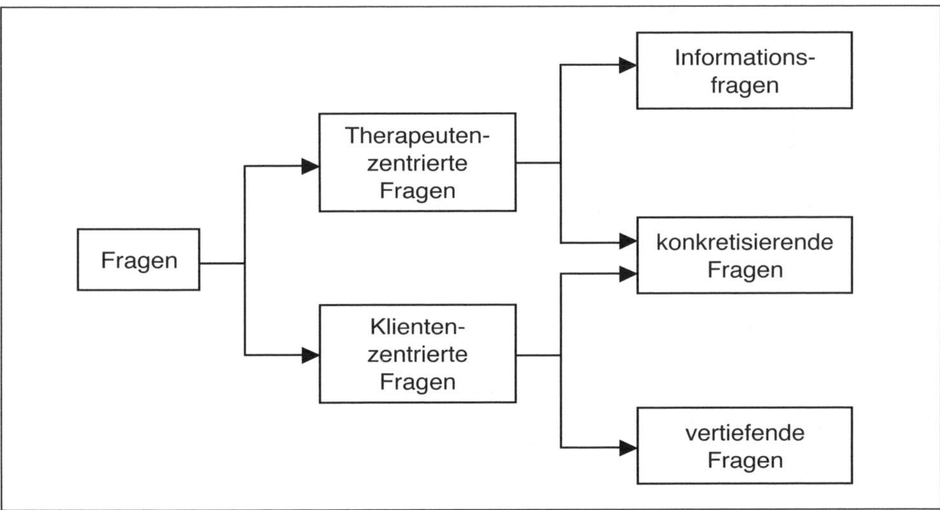

Abbildung 9: Arten von Fragen

6.2.2.1 Informationsfragen

Informationsfragen sind solche, die ein Therapeut stellt, weil er Informationen benötigt, um bestimmte Aspekte überhaupt zu verstehen. Dabei sollte ein Therapeut externale Informationen nur dann abfragen, wenn er z. B. den Eindruck hat, er versteht nicht, worum es geht, wenn er die relevante Situation nicht kennt. Ansonsten sollte ein Therapeut, der klärungsorientiert arbeiten will, die Perspektive des Klienten so wenig wie möglich externalisieren. Der Therapeut kann aber auch Fragen stellen, wenn er nicht versteht, was der Klient meint, wenn er dem Klienten also nicht folgen kann: in diesem Fall bleibt die Perspektive des Klienten internal. Therapeuten sollten sich trauen, Aspekte, die sie nicht verstehen, zu fragen. Ansonsten besteht nämlich die Gefahr, dass sie dem Klienten nicht mehr folgen können und das wird dann richtig unangenehm. Klienten können außerdem nicht davon ausgehen, dass Therapeuten Telepaten sind: sie können nicht alles auf Anhieb verstehen, sie können sich allerdings um Verstehen bemühen.

Daher kann ein Therapeut dem Klienten auch vermitteln: „Ich verstehe es noch nicht, ich würde es aber gern verstehen." Manchmal ist es auch wichtig, dass Klienten eine Rückmeldung darüber erhalten, dass sie sich unklar ausdrücken; dies steigert ihr Bemühen um Klarheit, was auch ihnen selbst nützt.

Beispiel:

- *Klient:* „Ich habe eine Einladung bekommen, an einer Pressekonferenz teilzunehmen, aber ich möchte nicht hingehen, weil ich denke, dass ich scheitere."
- *Therapeut:* „Diese Pressekonferenz ist aber für Sie sehr wichtig?" Weniger günstig wäre: „Um was für eine Pressekonferenz handelt es sich?"

Informationsfragen haben wiederum wichtige therapeutische Funktionen.

Für den Therapeuten:

- Der Therapeut benötigt Informationen, um den Klienten zu verstehen: der Therapeut will verhindern, dass sein Verstehen „abreißt" und er, wenn er nicht nachfragt, immer weniger vom Klienten versteht.
- Insofern ist dies nicht nur eine therapeutenzentrierte Intervention: denn der Therapeut kann dem Klienten wenig bei der Klärung helfen, wenn er ihn nicht versteht.

Für den Klienten:

Manchmal macht eine solche Frage dem Klienten deutlich, dass ihm selbst ein Aspekt auch nicht klar ist und veranlasst ihn, diesen zu klären.

6.2.2.2 Konkretisierende Fragen

Konkretisierende Fragen sind solche, durch die ein Therapeut den Klienten auffordert, bestimmte Informationen *konkreter* zu machen, z. B.:

- eine Situation so zu schildern, dass der Hörer sie sich plastisch vorstellen kann;
- eigene Gedanken so detailliert (und nicht zusammenfassend, verkürzt o. Ä.) zu beschreiben, dass der Hörer nachvollziehen kann, was der Klient genau gedacht hat.

Beispiel:
- *Klient:* „Ich habe eine Einladung bekommen, an einer Pressekonferenz teilzunehmen, aber ich möchte nicht hingehen, weil ich denke, dass ich scheitere."
- *Therapeut:* „Was genau meinen Sie mit ‚scheitern'?"/„Was stellen Sie sich vor, was passieren könnte?"

Konkretisierende Fragen spielen im Therapieprozess eine wichtige Rolle; sie können jederzeit eingesetzt werden, um Inhaltsaspekte klarer, plastischer, präziser werden zu lassen.

Für den Therapeuten haben sie folgende Funktion:
- Konkretere, besser vorstellbare, besser verständliche, detailliertere, präzisere Informationen zu erhalten, damit er zu einem besseren Verstehen des Klienten und zu einem präziseren Klientenmodell gelangt.

Für den Klienten haben sie folgende Funktion:
- Der Klient wird durch diese Information veranlasst, sich bestimmte Aspekte genauer anzusehen, seine Aufmerksamkeit auf bestimmte Aspekte zu lenken und sich selbst zu fragen, was er selbst genau damit meint.
- Der Klient wird veranlasst, selbst konkreter, präziser, detaillierter, zentraler zu werden.
- Damit ist er veranlasst, z. B. Aspekte des Schemas genauer zu betrachten, auf sich wirken zu lassen: dies erhöht die Wahrscheinlichkeit einer Schema-Aktivierung.
- Er wird auch veranlasst, sich genauer damit zu beschäftigen, wie man bestimmte Schema-Aspekte „übersetzen" kann: damit wird die Repräsentation detaillierter, präziser, zentraler.

6.2.2.3 Vertiefende Fragen

Vertiefende Fragen sind solche, die den Klienten veranlassen sollen, das Schema weiter zu explorieren: über den Punkt hinaus, an dem man ist, weiter zu fragen, die Bedeutung weiter zu klären, den Bedeutungskontext zu verstehen. Vertiefende Fragen sind damit solche, die den Explizierungsprozess des Klienten fördern sollen, die den Klienten veranlassen, im Sinne der Bearbeitungsweise-Skala „tiefer" zu arbeiten (z. B. von „Bericht" auf die Ebene der „persönlichen Bedeutung" zu wechseln).

Der Klient hat in seinem Klientenprozess einen bestimmten Aspekt des Schemas erreicht („scheitern"). Dieser Aspekt ist aber mit vielen weiteren Aspekten verbunden („blamieren", „inkompetent sein" usw.). Diese Aspekte sind dem Klienten aber noch nicht klar, noch nicht repräsentiert. Vertiefende Fragen sollen nun den Klienten veranlassen, von dem augenblicklichen Stand aus („scheitern") weiter in die Struktur des Schemas vorzudringen und diese Bereiche zu klären. Der Therapeut fragt damit durch vertiefende Fragen „in die Struktur des Schemas hinein".

- *Klient:* „Ich habe eine Einladung bekommen, an einer Pressekonferenz teilzunehmen, aber ich möchte nicht hingehen, weil ich denke, dass ich scheitere."
- *Therapeut:* „Was wäre so schlimm am Scheitern?"/„Was würde scheitern für Sie bedeuten?"/„Was verbinden Sie mit „scheitern"?"

Vertiefende Fragen spielen zur Steuerung des Explizierungsprozesses eine große Rolle.

Ihre Funktionen sind für den Therapeuten:
- den Explizierungsprozess *des Klienten* zu fördern und
- relevante Informationen für das Klienten-Modell zu liefern: sein Verstehen des inneren Bezugssystems wird vertieft (diese Informationen kann er dann z. B. für eine explizierende Intervention nutzen).

Ihre Funktionen sind für den Klienten:
- Die Aufmerksamkeit des Klienten wird stark internalisiert und zentriert.
- Der Therapeut gibt dem Klienten eine klare Fragestellung und damit einen klaren „Vektor des Klärungsprozesses" vor.
- Dadurch wird die Verarbeitung des Klienten sehr stark strukturiert.
- Der Klient wird veranlasst, sich mit Aspekten seines Schemas auseinanderzusetzen, sie zu betrachten, zu übersetzen, es dem Therapeuten mitzuteilen.

6.2.2.4 Was-Fragen und Warum-Fragen

„Warum-Fragen" regen Klienten sehr häufig dazu an, Erklärungen abzugeben, also in einen intellektualisierenden Modus zu verfallen (das Gleiche gilt für „wieso-Fragen"). Daher erscheinen „warum-Fragen" nicht geeignet, wenn ein Therapeut einen Explizierungsprozess anregen möchte (für *andere Zwecke* können „warum-Fragen" durchaus sinnvoll sein!).

Zur Anregung von Explizierungsprozessen sind „was-Fragen" sinnvoller, z. B.: „Was löst die Situation in Ihnen aus?"

Vertiefende Fragen sind von ihrer sprachlichen Struktur her meist sehr einfach und kurz: und das sollen sie auch, um relevante Prozesse beim Klienten anzuregen.

Bei diesen Fragen kommt es auch nicht darauf an, hoch komplexe Interventionen zu erfinden, sondern an der richtigen Stelle im Prozess das Richtige in richtiger Weise anzuregen. Das Wesentliche (und das Schwierige) an diesen Interventionen ist daher, dass der Therapeut sie gezielt macht, dass er den Klienten fördert, wenn dieser „für den Prozess bereit ist". Das sprachliche Instrument an sich ist ziemlich simpel; sein Einsatz dagegen ist hoch komplex. „Was-Fragen" sind eher Fragen nach tatsächlich ablaufenden Prozessen und nicht nach Erzählungen. Sie lenken die Aufmerksamkeit der Klienten daher eher auf das, was sie spüren.

Dies heißt allerdings nicht, dass diese Fragen immer das tun, was sie sollen: Klienten, die in sehr hohem Maße zu Intellektualisierungen neigen, fassen oft auch „was-Fragen" als Aufforderungen zur Intellektualisierung auf. In diesen Fällen ist es dann nötig, dass der Therapeut erläutert, was der Klient tun soll. Insgesamt aber ist es, trotz dieser Ausnahmen, sehr viel sinnvoller, „was-Fragen" zu stellen und „warum-Fragen" zu vermeiden.

Es kann sogar oft sein, dass für hoch selbst-explorative Klienten das Umgekehrte gilt: denen kann man „warum-Fragen" stellen und die interpretieren diese (im Rahmen ihrer explizierenden Voreinstellungen) als „was-Fragen". Ein Therapeut mit hoher Expertise kann daher in entsprechenden Situationen freier handeln.

6.2.3 Implikationen von Fragen

Da dieser Aspekt sehr wichtig ist, soll noch mal darauf hingewiesen werden, dass Fragen bestimmte Implikationen haben, das bedeutet, dass sie nur unter bestimmten Voraussetzungen sinnvoll sind (ich betone dies hier so stark, weil Therapeuten dies immer wieder vergessen).

Eine Frage macht die Implikation, *dass ein Klient die Frage prinzipiell auch beantworten kann.* Der Klient muss seine Aufmerksamkeit auf bestimmte Gedächtnisinhalte richten, diese aktivieren, abrufen und die Information sprachlich äußern können. *D. h. aber: Fragen machen dann und nur dann Sinn, wenn ein Klient entsprechende Gedächtnisbestände auch aktivieren, abrufen und äußern kann.* Ist dies nicht der Fall, kann therapeutisch nicht sinnvoll mit Fragen gearbeitet werden. Anders formuliert: Therapeuten können Klienten mit Fragen an die „Kante des Verbalisierbaren" heranführen, müssen dann jedoch auf explizierende Interventionen „umschalten".

6.3 Therapeutisches Tempo von Interventionen

Verschiedene Interventionen geben ein unterschiedliches Tempo in der Therapie vor, bzw. üben einen unterschiedlich hohen Druck auf die Klienten aus. Ein hohes Tempo bedeutet, dass Klienten in einer Zeiteinheit viele Prozesse ausführen, damit aber für die Einzelprozesse nur vergleichsweise wenig Zeit haben, ein niedriges Tempo bedeutet, dass Klienten für jeden Einzelprozess viel Zeit haben. Es gibt Phasen in der Therapie (z. B. in der Vor-Explizierungsphase), wo man ein relativ hohes Tempo anschlagen kann; in anderen Phasen (z. B. in der Explizierungsphase) sollte das Tempo jedoch niedrig sein, da alle dort ablaufenden Prozesse Zeit benötigen.

Synthetische Interventionen

- sind vergleichsweise wenig direktiv,
- geben ein relativ geringes Tempo der Therapie vor,
- üben relativ geringen Druck auf Klienten aus,
- dienen der Validierung von Hypothesen,
- erlauben eine gute Informationsverarbeitung.

Synthetische Interventionen „halten" den Klienten an einem Prozess; der Klient kann sich Zeit nehmen und Aspekte „auf sich wirken lassen".

Analytische Interventionen dagegen

- sind hoch direktiv,
- geben ein relativ hohes Tempo in der Therapie vor,

- üben relativ hohen Druck auf Klienten aus,
- dienen der Bildung von Hypothesen,
- schaffen neue Informationen, die verarbeitet werden müssen.

Analytische Interventionen veranlassen den Klienten, von einem Prozess auf den nächsten zu schalten; damit haben Klienten für einzelne Prozesse relativ wenig Zeit. Aus diesen Gründen ist es therapeutisch sinnvoll, synthetische (S) und analytische (A) Interventionen abzuwechseln:

S-A-S-A-S-A-S-A-S-A-S-A-S-A-S-A-S-A-S-A-S-A

synthetische (S) und analytische (A) Interventionen

Dadurch gibt es Phasen, in denen der Klient angeleitet wird, etwas Neues zu produzieren und Phasen, in denen er Zeit hat, sich mit diesem Neuen näher zu befassen. Dabei kann ein Therapeut Fragen mit Verbalisierungen und Explizierungen abwechseln:

F-V-F-P-P-F-E

F: Frage, V: Verbalisierung, P: Paraphrasierung, E: Explizierung

Ein Therapeut sollte dagegen nicht viele Paraphrasierungen aneinander hängen; damit unterfordert er den Klienten in der Regel, also nicht:

P-P-P-P-P-P-P

Ein Therapeut sollte auch nicht viele Fragen aneinander reihen, damit kann er das Tempo „überziehen“, sodass ein Klient nicht mehr mitkommt, also auch nicht:

F-F-F-F-F-F-F

Es gibt viele Gründe, in der Therapie immer Phasen hoher Direktivität und Phasen geringer Direktivität abzuwechseln: Phasen geringer Direktivität lassen den Klienten Freiräume: Sie können Dinge „auf sich wirken lassen“, Inhalte in Ruhe prüfen und integrieren; sie können sich für Klärungsprozesse Zeit lassen etc.

Sie können aber auch spüren, ob der Prozess „auf der richtigen Spur verläuft“ und, falls nicht, können sie den Therapeuten korrigieren. Sie können auch prüfen, ob sie das, was im Prozess passiert, überhaupt wollen, und falls nicht, haben sie Gelegenheit zu prüfen, was sie lieber wollen.

Ist ein Therapeut *zu direktiv*, haben Klienten gar keine Gelegenheit dazu, und ein Therapeut nimmt sich so selbst ein wichtiges Korrektiv: Ein Therapeut muss sich immer wieder „vom Klienten führen lassen“, „auf den Klienten hören“ und prüfen, ob er den Prozess auch wirklich so gestaltet, wie der Klient es auch möchte. Denn Therapie ist letztlich eine *Dienstleistung für den Klienten*: Oft muss ein Klient, wenn er wirklich etwas ändern will (!), auch Dinge tun, die ihm nicht angenehm sind; daran geht oft gar kein Weg vorbei. Aber der Klient muss sich letztlich dazu entscheiden, das zu tun, er muss entscheiden, ob er dem Angebot des Therapeuten folgen will. Und er muss entscheiden, welche Themen ihm in der Therapie (mit begrenzten Zeitressourcen) am Wichtigsten sind.

Wenn ein Klient sich zu einem Prozess entschieden hat, dann sollte der Therapeut ihn stark und konstruktiv steuern; denn der Klient benötigt das. Aber der Therapeut sollte dem Klienten immer wieder Reflektionen ermöglichen, ob er das Vorgehen *immer noch will*. Ein Therapeut sollte niemals einen Klienten „durch den Prozess prügeln“ oder durch ein Manual; so wirksam dieses für seine Störung auch sein mag: Letztlich bleibt es immer die Entscheidung des Klienten, was er will, welche Probleme er behandelt haben will etc.

Ein Therapieprozess ist ein dialektischer Prozess (vgl. Müller, 2010; Popper, 1949; Wandschneider, 1997): Er muss immer zwischen mehreren Alternativen abgewogen werden; zwischen den Alternativen müssen Entscheidungen getroffen werden oder es müssen Kompromisse gemacht werden: Dazwischen, welche Themen behandelt werden sollen und welche nicht; welche Probleme vorrangig bearbeitet werden sollen und welche nicht; ob ein Problem sehr gründlich (und eventuell sehr effektiv) behandelt werden soll oder mehrere weniger gründlich; wie lange ein Problem verfolgt werden und wann auf ein anderes übergegangen werden soll.

All dies kann der Therapeut nicht allein entscheiden, und er muss dem Klienten immer wieder Entscheidungsspielraum lassen: Und dafür muss er ihm immer wieder Zeit und Raum geben.

6.4 Therapeutische Strategien

6.4.1 Arten von Strategien

Wie ausgeführt sind Strategien längerfristige therapeutische Vorgehensweisen, die aus Folgen von Interventionen bestehen und die ein bestimmtes Prozessziel verfolgen. Strategien können dabei *linear* sein: Interventionen folgen aufeinander und wiederholen sich nicht. Strategien können aber auch *rekursiv* sein: d. h., bestimmte Arten von Interventionen werden dabei mehrfach durchlaufen, wenn sich z. B. beim ersten Durchlauf der gewünschte Effekt nicht einstellt.

Man kann grob *drei Arten von Strategien auf Inhaltsebene* unterscheiden:

1. Strategien zur Förderung der Explizierung
2. Strategien der Inhaltsbearbeitung
3. Strategien der Inhaltssteuerung

Strategien zur Explizierungsförderung dienen speziell dazu, relevante Schemata zu aktivieren, zu fokalisieren und zu repräsentieren. Sie dienen damit primär der Förderung von Repräsentationsprozessen.

Strategien der Inhaltsbearbeitung sind dagegen genereller: sie dienen z. B. der Konkretisierung, Differenzierung von Inhalten, aber auch der Ressourcenaktivierung, der Prüfung und der Integration von Inhalten. So kann eine inhaltsbearbeitende Strategie einer Explizierungsstrategie folgen: repräsentierte Schemata, die durch einen Explizierungsprozess geklärt worden sind, werden durch inhaltsbearbeitende Strategien mit Ressourcen-Schemata verbunden oder durch bestimmte Therapiemaßnahmen „geprüft" u. a.

Inhaltssteuernde Strategien dienen dazu, die Aufmerksamkeit des Klienten auf bestimmte Inhalte zu lenken oder auf bestimmten Inhalten zu halten, dabei steuert der Therapeut insbesondere die *Stringenz* des Bearbeitungsprozesses.

6.4.2 Explizierungsfördernde Strategien

Explizierungsfördernde Strategien sind ein „Kern" der Klärungsorientierten Therapie: Sie dienen dazu, Repräsentationsprozesse relevanter Schemata anzuregen und zu steuern.

6.4.2.1 Strategie der Verfolgung heißer Spuren

Die Strategie der „Verfolgung heißer Spuren" ist eine sehr grundlegende Strategie, mit deren Hilfe Therapeuten zu relevanten Inhalten vorstoßen und den Klienten anregen können, Explizierungsprozesse vorzunehmen. Diese Strategie basiert auf einem *Klientenmodell* und auf Wissensbeständen des Therapeuten: der Therapeut muss wissen,

- woran man „heiße Spuren" erkennt;
- welches die zentralen Themen des Klienten sind/sein könnten.

Allgemein sind „heiße Spuren" solche Inhaltsaspekte, deren Verfolgung *zu zentralen internalen Determinanten* führt. Zentrale internale Determinanten sind z. B.:

- Selbstkonzept
  - Fähigkeitskonzept
  - Attraktivitätskonzept
- Beziehungskonzept
  - Beziehungsdefinitionen
  - Beziehungserwartungen
  - Überzeugungen über Beziehungen

- Grundüberzeugungen
  - Annahmen über „die Realität“
- Motive, Wünsche, Bedürfnisse
  - Leistung
  - Anschluss u. Ä.
- Beziehungsmotive
- Normen
  - „Ich muss“- oder „man sollte“-Aussagen
  - Orientierung an Erwartungen anderer
  - Kontrolle

Um Hypothesen darüber zu haben, welches die jeweils *für einen Klienten* relevanten Konzepte sind, muss der Therapeut ein Klienten-Modell entwickeln. Er muss im Prozess (mehr oder weniger gut belegte) Hypothesen darüber entwickeln, welches die *für den Klienten* relevanten internalen Determinanten sind. Von allen vom Klienten geäußerten Inhaltsaspekten fokalisiert er auf diejenigen, die Indikatoren relevanter internaler Determinanten sein könnten, diese greift er heraus und zu diesen entwickelt er weiterführende Fragestellungen. Damit ist er hochgradig *inhalts-selektiv*: er lenkt die Aufmerksamkeit des Klienten auf *bestimmte* Inhalte und *bestimmte* Fragestellungen und zieht die Aufmerksamkeit gezielt von anderen Aspekten ab. Damit fokalisiert er die Aufmerksamkeit des Klienten auf bestimmte Aspekte und *„zoomt“* diese aus der Masse aller Aspekte *„heraus“*.

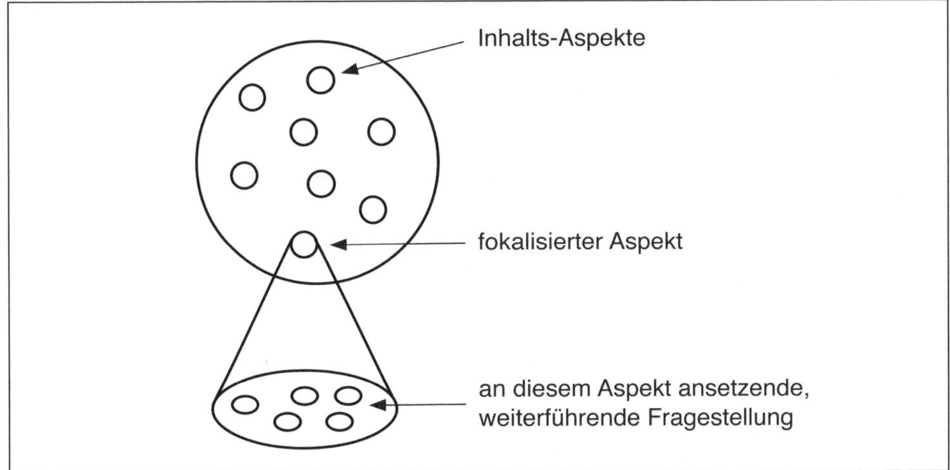

Abbildung 10: Der Therapeut „zoomt“ bestimmte Inhalte heraus.

Sagt ein Klient z. B.: „Ich habe mal wieder mein Scheiß-Auto nicht in die Parklücke gekriegt!“ dann kann der Therapeut die Hypothese haben, dass der Klient sich über sein eigenes Versagen ärgert; dass es also um ein Fähigkeitskonzept geht, und dass man folglich eine „Spur zum Selbstkonzept“ verfolgen muss. Deshalb kann der Therapeut z. B. sagen: „Sie ärgern sich darüber, dass Sie das wieder nicht geschafft haben.“ Damit macht der Therapeut eine Explizierung, denn von Ärger hat der Klient nicht explizit gesprochen.

Bestätigt der Klient dies, dann geht der Therapeut einen Schritt weiter: „Was genau ärgert Sie daran?“ Schritt für Schritt „präpariert“ der Therapeut nun die Erwartungen und Selbstkonzept-Annahmen des Klienten heraus.

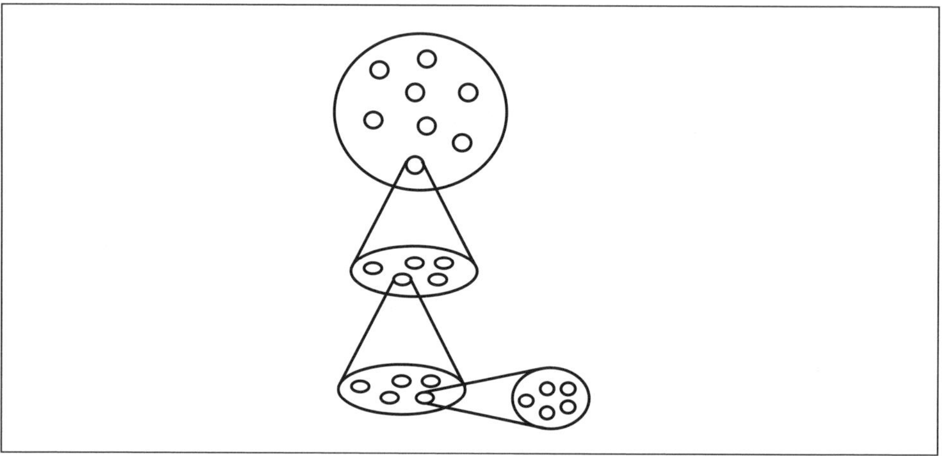

Abbildung 11: Der Therapeut fokalisiert immer wieder einen Aspekt und verfolgt ihn weiter.

Dadurch werden die fokalisierten Aspekte immer zentraler. Und damit steigt die Wahrscheinlichkeit, dass
- der Klient ein relevantes Schema aktiviert;
- der Klient in einen Explizierungsprozess einsteigt.

Als Interventionen benutzt der Therapeut alle zur Verfügung stehenden Interventionen, wobei
- Explizierungen und
- vertiefende Fragen von besonderer Bedeutung sind.

6.4.2.2 Vertiefende Bearbeitungsangebote

Wie schon erwähnt, besteht eine wesentliche Strategie des Therapeuten darin, dem Klienten *vertiefende Bearbeitungsangebote* zu machen, also, im Sinne der Bearbeitungsweise-Skala, „tiefere“ Stufen der Explizierung anzuregen. Befindet sich ein Klient auf der Ebene der Intellektualisierung, dann regt der Therapeut den Bericht über eine konkrete Situation an; befindet sich der Klient auf der Berichtebene, dann regt der Therapeut an, dass der Klient sich mit Verarbeitungs-, Bewertungs-, affektiven Prozessen (also einer persönlichen Bedeutung) beschäftigt. Befindet sich der Klient auf dieser Ebene, dann regt der Therapeut eine Fragestellung an, die zur Klärung eines zugrundeliegenden Schemas führt („Was lässt Sie so ängstlich reagieren?“, „Was bedeutet die Angst für Sie?“ o. Ä.). Geht der Klient in einen Repräsentationsprozess, dann hilft ihm der Therapeut bei der Übersetzungsarbeit.

Auf diese Weise unterstützt der Therapeut den Klienten auf jeder Stufe, auf der er sich augenblicklich befindet und leitet ihn, wenn er dazu in der Lage ist (siehe Tempo), an, auf die nächste Stufe der Bearbeitung zu wechseln und dort zu bleiben. Dabei kann der Therapeut wiederum alle verfügbaren Interventionen anwenden, besonders wesentlich sind aber wieder vertiefende Fragen und Explikationen.

6.4.2.3 Explikationen durch den Therapeuten

Eine besondere Bedeutung bei der Anregung von Explizierungsprozessen haben *explizierende Interventionen* des Therapeuten. Daher sollen sie nun noch etwas genauer betrachtet werden. Wie ausgeführt kann ein Therapeut implizite Inhalte explizit machen. Der Therapeut kann verstehen,

- was der Klient meint, aber noch nicht in Worte fassen kann;
- was der Klient „zwischen den Zeilen", indirekt sagt;
- was ein Klient euphemistisch, verklausuliert, umschrieben sagt.

Ein Therapeut kann aber auch Aspekte der Implikationsstruktur des Klienten verstehen, ohne dass der Klient diese explizit beschrieben hätte, ja manchmal kann ein Therapeut Aspekte verstehen, die dem Klienten selbst noch unklar sind. Wenn der Therapeut solche Aspekte versteht, d. h., wenn er diesbezüglich *eine gut belegte Hypothese* hat, dann kann er diese Inhalte in Worte fassen, auf den Punkt bringen, explizit benennen. Dadurch werden Inhalte bewusst, sie werden kommunizierbar, sie werden griffig, sie werden *bearbeitbar*. Dabei geht es darum, *Inhalte des Klienten* in Worte zu fassen, also *das* zu formulieren, *was der Klient meint*, aber (noch) nicht in Worte fassen kann (vgl. Truax & Mitchell, 1971). Es geht also nicht um Inhalte des Therapeuten, der Therapeut *gibt keine Inhalte vor*. Der Therapeut *hilft lediglich bei der Übersetzung in Sprache*.

Voraussetzung für eine Explizierung ist, dass der Klient in seiner Erkenntnis so weit ist, dass er die Formulierung des Therapeuten verstehen und in sein System integrieren kann. Der Klient muss erkennen können, dass die Formulierung „passt", dass sie das abbildet, was er gemeint hat. Um das zu erreichen, muss ein Therapeut oft nicht nur eine einzelne explizierende Intervention machen, sondern eine längere Strategie verfolgen, bei der er immer wieder explizierende und verbalisierende Interventionen verwendet; mit jeder wird der Inhalt ein Stückchen klarer, expliziter, griffiger. Wichtig ist es zu sehen, dass der Therapeut ohne weiteres *etwas für den Klienten aussprechen kann*, wenn

- es das vom Klienten Gemeinte trifft – und
- der Klient die Aussage des Therapeuten integrieren kann.

Das heißt, der Klient muss nicht unbedingt „selber darauf kommen", muss es nicht unbedingt selber formulieren. Formuliert ein Therapeut etwas Treffendes für den Klienten, dann hat das im System des Klienten die gleiche Wirkung.

Anders als konfrontative Interventionen nehmen explizierende Interventionen keinen Beziehungskredit in Anspruch. Klienten fühlen sich in der Regel vom Therapeuten sehr gut verstanden und unterstützt. Daher *schaffen* explizierende Strategien Beziehungskredit!

6.4.2.4 Saying back

„Saying back" bedeutet, dass ein Therapeut das vom Klienten Gesagte wörtlich wiederholt, wobei er jedoch selektiv sein kann: er kann nur ein einzelnes Wort des Klienten wiederholen. „Saying back" kann eine einzelne Intervention sein, jedoch auch eine längere Strategie, mit deren Hilfe der Therapeut den Repräsentationsprozess des Klienten unterstützen will.

Wenn Klienten sich in einem „tiefen" Explizierungsprozess befinden, dann machen sie einen großen Teil der Klärungsarbeit selbst; sie sind dann sehr stark nach innen konzentriert. Therapeuten sollten dann nur kurze Interventionen machen und die Klienten nicht von ihrem Prozess ablenken. Das einzige, was Therapeuten hier tun sollten ist,

- den Klienten am Prozess halten,
- die Aufmerksamkeit des Klienten auf die „heißesten Spuren" steuern.

Dazu eignet sich die Strategie des „saying back" am besten: äußert der Klient etwas, dann wiederholt der Therapeut das Gesagte wörtlich (oder fast wörtlich); dabei wiederholt er oft nur das zentrale Wort in der Aussage des Klienten. Damit steuert er die Aufmerksamkeit des Klienten und fordert ihn auf, an diesem Aspekt zu bleiben.

6.4.2.5 Nehmen Sie Ihre Gefühle ernst!

Viele Klienten halten ihre eigenen Emotionen für irrelevant, überflüssig, unvalide und störend. Dies wird stark unterstützt von einer gesellschaftlichen Ideologie, in der das „Rationale", Kognitive betont wird, in der eigene Gefühle als „irrational", unbegründet, unsinnig gelten. Die Klienten ignorieren hier, dass das Emotionssystem ein äußerst wesentliches *Informationssystem* ist, das das Individuum über eigene Vorlieben, Bedürfnisse usw. informiert. Das ist so, als ob ein Fahrer nur Tachometer und den Tourenzähler beachtet, Hinweise auf Temperatur und Öldruck aber als irrelevant abtut („Das ist was für Mechaniker."). Das kann eine Zeit lang gut gehen; kommt es aber zur Krise, dann kann der Fahrer den Wagen mit dieser Einstellung vollkommen ruinieren. Das Gleiche gilt für Klienten: keine Person ignoriert ungestraft über lange Zeit eigene Bedürfnisse: „The system strikes back.".

Die eigenen Gefühle nicht ernst zu nehmen, führt zu einer starken Behinderung des Explizierungsprozesses; denn dieser baut gerade auf dem emotionalen System auf. Ist die Vermeidung sehr ausgeprägt, dann muss der Therapeut zuerst ausgiebig auf der Bearbeitungsebene arbeiten. Oft genügt es jedoch auch schon, den Klienten explizit zu instruieren, seine eigenen Gefühle und Bedürfnisse ernst zu nehmen. Der Therapeut kann dies ganz explizit sagen:

- „Nehmen Sie Ihre Gefühle ernst!"
- „Es sind Ihre Gefühle! Sie wollen Ihnen etwas Wichtiges mitteilen. Hören Sie zu!"

Dies hat manchmal ganz frappierende Effekte: die Klienten fühlen die explizite Erlaubnis, sich mit sich selbst zu beschäftigen, sich ernst zu nehmen, auch mal „schwache" Aspekte sehen zu dürfen u. Ä.

Deutliche Wirkungen hat es oft auch, wenn den Klienten hier deutlich wird, was sie mit sich selbst machen: dass sie wichtige Teile von sich ignorieren; dass sie wichtige Rückmeldungen nicht wahrnehmen; dass sie konsequent eigene Bedürfnisse ignorieren usw. Dies erhöht manchmal die Motivation, sich mit diesen Aspekten therapeutisch auseinanderzusetzen, in sehr hohem Maße.

6.4.2.6 Therapeutischer Umgang mit Affekten

Im Therapieprozess kann es sein, dass ein Klient einen sog. „felt sense" spürt: Eine körperliche Empfindung, die für den Klienten deutlich erkennbar mit einem bestimmten Inhalt zusammenhängt. Diese Empfindung wird von den Klienten nicht als Gefühl beschrieben, so wie „Traurigkeit" oder „Ärger"; sie wird eher als körperlich spürbare Empfindung beschrieben, die nicht eindeutig interpretierbar ist. Der Klient erzählt eine Begebenheit mit seinem Vater und spürt dabei einen Druck auf seiner Brust; es ist dem Klienten völlig klar, dass der Druck etwas mit den geschilderten Inhalten zu tun hat. Der Klient hat auch den Eindruck, dass dieser Druck bedeutsam ist, dass er etwas besagt. Der Klient weiß aber noch nicht, *was* er bedeutet.

Theoretisch interpretieren wir einen „felt sense" als eine Folge automatisierter affektiver Verarbeitungen: ein „felt sense" weist auf die Aktivierung eines affektiven Schemas hin und ist daher im Therapieprozess von großer Bedeutung (Sachse, Atrops, Wilke & Maus, 1992). Der Therapeut sollte daher einen „felt sense" immer therapeutisch nutzen. Konkret kann der Therapeut hier

- den Klienten zuerst bitten, sich auf den „felt sense" zu konzentrieren;
- den Klienten dann instruieren, zu beschreiben, was er spürt;
- den Klienten bitten, bei dem Gefühl zu bleiben, und „etwas dazu entstehen zu lassen, ein Bild, ein Wort, was immer dem Klienten einfällt": dieses klassische „Focusing"-Vorgehen ist jedoch sehr aufwendig.

Wichtig ist, dass der Klient seine Aufmerksamkeit auf das Körpergefühl richtet und gleichzeitig daran arbeitet, was diese Empfindungen für ihn bedeuten:

- Was fällt dem Klienten dazu ein?
- An was erinnert diese Empfindung den Klienten?
- Welche persönlichen Bedeutungen verbindet der Klient mit dieser Empfindung?
- Welche Begriffe verbindet er mit der Empfindung? Welche Begriffe passen gefühlsmäßig dazu?

Durch diese Art der Bearbeitung soll das dem „felt sense" zugrundeliegende Schema repräsentiert werden: es wird in Begriffe gefasst, seine Bedeutung wird erschlossen.

Zur vertieften Auseinandersetzung mit dem Thema siehe: Neumann & Sachse, 1992; Sachse, 1985, 2014a, 2014b; Sachse & Atrops, 1989; Sachse & Fasbender, 2011, 2014a, 2014b; Sachse & Langens, 2014a, 2014b.

7 Eine besondere therapeutische Strategie: Explikationen durch den Therapeuten

In diesem Kapitel wird behandelt, was therapeutische Explikationen durch den Therapeuten sind, wie der Therapeut sie realisieren kann und was sie beim Klienten bewirken.

7.1 Einleitung

Es wurde im Text schon mehrfach erwähnt, dass Therapeuten in ihren Interventionen ein sehr tiefes Verstehen der Inhalte des Klienten zum Ausdruck bringen können: Sie können das, was sie vom Klienten schon verstanden haben, nutzen, um im Einzelfall weit über das hinauszugehen, was ein Klient in einer einzelnen Aussage in Worten ausdrückt.

Diese Strategie, die wir *therapeutische Explizierung* nennen, spielt eine große Rolle im Therapieprozess und fördert den Explizierungsprozess des Klienten in sehr hohem Maße. Daher wollen wir uns noch etwas ausführlicher damit befassen.

7.2 Implikationsstrukturen

7.2.1 Einleitung

Es ist wesentlich, einen Aspekt der Sprachproduktion gesondert und im Detail herauszuarbeiten: Dies ist der Aspekt der sogenannten *„Implikationsstrukturen"*. Implikationsstrukturen und deren Verstehen sind im Therapieprozess von allergrößter Bedeutung.

Man muss sich klar machen, dass *jede* Aussage (unabhängig davon, ob es sich um Sprachliches oder um (versprachlichte) Kognitionen handelt), eine Implikationsstruktur hat: Jede explizite, d. h. bewusste, klare und fokale Aussage hat ein Netz von unklaren, nicht fokalen und z. T. nicht einmal bewusst repräsentierten Aussagen: Eine Implikationsstruktur. Diese besteht aus einem Netzwerk von weiteren Aussagen, die der expliziten Aussage Bedeutungen und z. T. weitergehende und manchmal weitreichende Bedeutungen verleihen: *Die explizite Aussage ist damit immer nur ein Teil eines viel umfassenderen Bedeutungsnetzwerks.*

Begriffe, Konzepte oder Aussagen-Teile der expliziten Aussage weisen dabei auf weitergehende implizite Bedeutungselemente hin: Dadurch enthält jede explizite Aussage Indikatoren auf implizite Bedeutungselemente.

Betrachtet man z. B. die Aussage: „Mein Vater ist ärgerlich", dann kann man den Satz nur verstehen, wenn man die Bedeutungsstruktur von „Vater" und die von „ärgerlich" „mitdenkt", wenn man also (automatisch) das implizite Bedeutungsnetzwerk der Aussage-Elemente mit berücksichtigt. Dies sind jedoch sogenannte „semantische Netzwerke", also Implikationen, die eine allgemeine oder „durchschnittliche" Bedeutung (Bock, 1990) definieren: Jemand, der den obigen Satz hört, kennt das „Bedeutungsnetzwerk" (die „lexikalische Bedeutung"; Bock, 1990) von „Vater" und von „ärgerlich". (Mit „Vater" sind Bedeutungen verbunden wie „eng verwandt", „biologischer Erzeuger", aber auch Aspekte von „sorgt sich", „ist wichtig", „ist eine Autorität" etc.; mit „ärgerlich" sind Aspekte verbunden wie „stört mich", „verletzt meine Erwartungen", „ich will, dass es anders ist", „ich bringe meinen Unmut zum Ausdruck" etc.) Und er kann den Satz nur dann verstehen, wenn er diese Implikationen „mitdenkt". Und der Sprecher kann diesen Satz nur dann sinnvoll äußern, wenn er beim Sprechen diese Implikationen „mitdenkt", d. h. wenn er sie „meint", ohne sie jedoch explizit auszudrücken (vgl. Sachse, 2003a).

Im therapeutischen Kontext sind aber vor allem *idiosynkratische Bedeutungen* relevant. Es sind die individuellen Bedeutungen von Worten und Aussagen, die ein Klient ihnen jeweils verleiht: Wenn ein Klient von „ärgerlich" spricht, dann kann er damit etwas sehr Spezifisches meinen, *was damit auch mehr oder weniger von der „lexikalischen Bedeutung" abweichen kann.* Damit verleiht der Klient dem Wort aber eine hochgradig *idiosynkratische Implikationsstruktur*!

Ein Therapeut muss damit verstehen, was *ein Klient* mit Konzepten und Aussagen *meint*, d. h. er muss verstehen, welche ganz individuelle, auf den Klienten bezogene Bedeutung der Klient den Konzepten und Aussagen verleiht (vgl. Sachse, 1992a). *Der Therapeut muss somit die jeweiligen, spezifischen Implikationsstrukturen verstehen!*

Die hier relevanten Implikationsstrukturen sind somit Aspekte der propositionellen Basis des Klienten: *Die Frage ist hier, was ein Klient mit einer Aussage meint*, d. h. in welche Struktur weiterer Aussagen er seine explizite Aussage einbettet, d. h. welche Implikationsstruktur der Klient der Aussage *verleiht*.

Sagt ein Klient z. B.: „Die Leistungssituation hat mir Angst gemacht", dann kann man sich als Therapeut zuerst fragen, was der Klient explizit (also im Text deutlich ausgedrückt) gesagt hat: Man weiß, es geht um Leistungssituationen und um Angst und um: Leistungssituationen machen Angst. Der Aussage liegen aber nun viele Implikationen zugrunde, von denen man sofort erkennt, *dass* es sie geben muss, die man aber nicht kennt und auf die man durch Fragen hinweisen kann:

- Was meint *der Klient* mit „Leistungssituationen"?
- Was sind „Leistungssituationen" für den Klienten?
- Was an ihnen macht dem Klienten Angst?
- Was genau meint der Klient mit Angst?

Alle diese Fragen lassen sich aus der Aussage ableiten. Damit zeigen sie zwingend, dass es eine Implikationsstruktur geben muss (denn wenn nicht, gäbe es keine offenen Fragen) *und* die Fragen weisen auf die Inhalte hin, die man nun wissen müsste, um die Implikationsstruktur zu verstehen: Damit sind die Fragen „Vektoren“ oder *„Spuren“ oder „Indikatoren“,* die auf die (noch nicht klaren) Inhalte der Struktur hinweisen.

Das Beispiel zeigt deutlich:

- Jede explizite Aussage ist in implizite Aussagen „eingebettet“.
- Die impliziten Aussagen „erläutern“ Konzepte der expliziten Aussage, verleihen ihr eine (tiefere) Bedeutung.
- Man kann an eine Aussage immer viele Fragen stellen.
- *Dies zeigt, dass die Implikationsstruktur immer umfangreicher ist als die explizite Struktur.* (Dies ist konsistent mit der Aussage von Hörmann (1976a, 1976b, 1983) und Herrmann (1982), dass das Gemeinte immer umfangreicher ist als das Gesagte!)
- Die Fragen, die man stellen kann, sind immer Indikatoren für die oder Spuren zu den noch nicht klaren Inhalten der Implikationsstruktur – mit diesen Fragen „kommt man der Struktur auf die Schliche“.
- Man kann also sagen, dass *jede explizite Aussage von Klienten* in ein Netz von impliziten Aussagen eingebettet ist, die man als Implikationsstruktur bezeichnen kann, die man als Therapeut verstehen (rekonstruieren) muss, um überhaupt verstehen zu können, was der Klient damit meint.

7.2.2 Charakteristika von Implikationsstrukturen

Implikationsstrukturen einer Aussage können, wie ausgeführt, eher semantischer oder eher idiosynkratischer Art sein. In der Therapie spielen, wie ausgeführt, vor allem idiosynkratische Implikationsstrukturen eine Rolle, also die Frage, was *der Klient* ganz speziell unter einem Konzept (wie z. B. „Angst“) versteht, was der Klient ganz speziell damit verbindet.

Implikationsstrukturen können ganz unterschiedlich *umfangreich* und unterschiedlich *„tief“* sein. So hat eine Aussage wie „ich habe mich gestoßen“ eine eher geringe und „flache“ Struktur; die Aussage „die Situation X macht mir Angst“ umfasst jedoch Konzepte, die unter Umständen viele Annahmen (über die eigene Person, die Situation, die Art der Bedrohung usw.) enthalten, die tief in die Schema-Struktur einer Person führen können.

Das bedeutet: Um eine Aussage verstehen zu können,

- braucht man manchmal nur wenig Information über implizite Bedeutungen;
- benötigt man manchmal aber sehr viele Informationen und deren Beschaffung kann viel Zeit und einen hohen (Klärungs-)Aufwand bedeuten.

Wenn man von „Implikationen“ spricht, meint man immer Aspekte, die zu einem gegebenen Zeitpunkt (noch) nicht klar sind (sonst wären die Aspekte „explizit“). Dabei muss man *immer* davon ausgehen, *dass sie dem Therapeuten* nicht klar sind: Solange der Therapeut die Aussage nicht wirklich versteht, kennt er die zugrunde liegenden Implikationen nicht, d. h. diese sind ihm nicht klar. Macht er sie deutlich und klar, also übersetzt er gewissermaßen die impliziten Bedeutungen in explizite, dann macht er zuerst mal *sich selbst* die Bedeutung klar.

Nun kann es aber auch sein (und ist sehr oft der Fall!), dass Klienten selbst die Bedeutung einer Aussage (oder einer Annahme, die sie selbst haben, aber nicht offen aussprechen) gar nicht klar ist: *Dann versteht der Klient die Implikationsstruktur selbst nicht* (manchmal erkennt er gar nicht, dass es eine gibt).

Vielfach weisen Klienten Schemata auf, die in hohem Maße ihre Verarbeitungsprozesse und ihr Handeln determinieren und die auf Denken und Sprechen großen Einfluss haben – den Klienten ist aber völlig unklar, wie diese Schemata heißen (und oft auch, dass sie überhaupt existieren). In diesem Fall haben die Klienten sehr bedeutsame und sehr tiefe Implikationsstrukturen, die ihnen gar nicht klar sind: Sie sind nicht explizit, d. h. die Klienten können sie nicht bewusst kognitiv repräsentieren und damit können sie diese auch nicht verstehen (die Strukturen sind damit nicht nur aus der Sicht des Therapeuten implizit, sondern auch aus der Sicht des Klienten).

Verwenden wir also hier das Wort implizit, dann meinen wir zunächst mal, dass die Bedeutung einer Aussage den Therapeuten unklar ist bzw., dass sie in der Kommunikation zwischen Therapeut und Klient nicht „klar auf den Punkt" gebracht, nicht deutlich in Worte gefasst worden ist (sie ist also „aus der Sicht des Therapeuten" implizit oder aus der Sicht der Therapeut-Klient-Kommunikation, d. h. die Implikationen sind in der therapeutischen Kommunikation nicht expliziert). Darüber hinaus kann sie aber auch dem Klienten unklar, implizit sein.

Macht ein Therapeut die implizite Bedeutung explizit, dann macht er diese zuerst mal für sich bzw. in der Kommunikation mit dem Klienten explizit. Diese „Explikation" (also die vom Therapeuten geleistete Übersetzung von impliziten in explizite Bedeutung) macht dem Klienten die Bedeutung in der Regel explizit. Manchmal ist eine Bedeutung dem Klienten schon klar, dem Therapeuten aber noch nicht – das passiert vor allem zu Therapiebeginn, wenn der Therapeut noch kein Modell des Klienten hat.

7.3 Explikationen durch den Therapeuten

7.3.1 Das Vorgehen

Der Therapeut kann nun verstehen, was die implizite Bedeutung einer Aussage ist und diese deutlich und klar in Worten formulieren: *Dann „übersetzt" er die implizite Bedeutung in eine explizite Bedeutung*. Diese ist dann klar in Sprache repräsentiert, verständlich und prüfbar. Realisiert der Therapeut eine solche Intervention, dann nennen wir es eine *„Explizierung"*.

Explizierungen sind im Therapieprozess von großer Bedeutung: Denn macht der Therapeut eine Explizierung, die der Klient als zutreffend empfindet, dann werden unmittelbar Bedeutungen klar, die bisher unklar waren. Und handelt es sich dabei um wichtige Inhalte, z. B. um relevante Schema-Aspekte, dann kann die Bearbeitung direkt auf diese Aspekte übergehen und damit weg gehen von peripheren Aspekten. *Dabei bringen Explizierungen den Therapieprozess oft deutlich und schlagartig voran*. Explizierungen ermöglichen oft „qualitative Sprünge" im Therapieprozess: Weg von der Berichtebene, hin auf tiefe Inhalte. Explizierungen helfen daher den Klienten im Explizierungsprozess sehr oft sehr deutlich voran. Die Klienten „kreisen" nicht mehr, sie „stochern nicht mehr im Nebel", sondern sie wissen nun, an welchen Stellen sie ansetzen müssen.

Explizierungen sind vor allem bei Klienten von großer Bedeutung, die wenig Zugang zu Affekten, zu ihren Verarbeitungsprozessen und insgesamt zu internalen Vorgängen haben: Hier helfen oft „vertiefende Fragen" kaum weiter, da die Klienten die Fragen gar nicht beantworten können: Explizierungen durch den Therapeuten bringen dann aber den Erkenntnisprozess des Klienten aktiv voran.

7.3.2 Wie kann ein Therapeut Explizierungen machen?

Es ist für Therapeuten überhaupt nicht einfach, Explizierungen zu machen: Im Gegenteil gehören Explizierungen zu den sehr anspruchsvollen Interventionen. Daher möchten wir hier näher darauf eingehen, wie ein Therapeut Informationen verarbeiten muss, damit er implizite Inhalte verstehen und das Verstandene dann für den Klienten formulieren kann.

Explizierungen können vom Therapeuten in drei Verarbeitungsschritten gemacht werden. Eine Aussage liefert unmittelbar „Daten" an den Therapeuten. Diese Daten beruhen auf

- der *verbalen Aussage*: Auf dem Text, den der Klient vermeidet und den darin enthaltenen expliziten Bedeutungen;
- der *paraverbalen Information*: Der Betonung, der Pausenstruktur usw.;
- der *nonverbalen Information*: Wie der Klient sitzt, welchen Gesichtsausdruck er macht, welche Gesten er macht usw.

Alle diese Informationen kann der Therapeut im ersten Schritt im *synthetischen Modus* verarbeiten: Er kann versuchen, unmittelbare Schlüsse aus der Information zu ziehen und so versuchen zu verstehen, was zu verstehen ist.

Ich möchte dies an einem Beispiel illustrieren: Einer meiner Klienten kommt in die Stunde, offenbar verärgert (zu schließen aus seinem nonverbalen Verhalten). Ich frage ihn, was ihn geärgert hat und er sagt (auch paraverbal ist der Ärger zu hören, er ist deutlich aufgebracht): „Ich habe mal wieder dieses Scheiß-Auto nicht in die Parklücke gekriegt."

Daraus kann ich schließen:

- Es ist dem Klienten nicht gelungen, sein Auto einzuparken.
- Dies ist ihm offenbar schon öfter passiert.
- Dies ärgert ihn.
- Aus dem Ärger kann man schließen, dass er von sich erwartet hat, dass er es kann.
- Aus dem Ärger kann man schließen, dass das „Nicht-einparken-können" hoch relevant ist und persönlich etwas Negatives über ihn aussagt.

Diese Schlüsse sind überwiegend datengestützt („bottom-up"), obwohl (bei der Interpretation von Ärger) auch schon Wissen über die Implikationsstruktur von Ärger einfließt).

Soweit der synthetische Modus: Er liefert die *Ausgangsinformationsbasis* für alle weiteren Verarbeitungsprozesse.

Wenden wir nun (als zweiten Schritt) den analytischen Modus an: In diesem Modus fragen wir uns, was *nicht* zu verstehen ist, und *wir formulieren Fragen, die auf die unklaren und fehlenden Inhalte hinweisen: Auf diese Weise schaffen wir Hinweise auf die impliziten Inhalte. Denn sobald eine Aussage Fragen aufwirft, heißt dies per definitionem, dass es eine implizite Bedeutungsstruktur geben muss!* Denn die Fragen, die man aufgrund des vorliegenden Textes nicht beantworten kann, zeigen zwingend, dass der Aussage implizite, nicht klare Bedeutungen zugrunde liegen müssen (sonst gäbe es gar keine Fragen!). Und die Fragen, die man nun stellen kann, weisen darauf hin, *welche* Bedeutungen man sucht, d. h. welche Informationen man braucht, um diese Fragen beantworten zu können.

An den obigen Text kann man nun folgende Fragen stellen:

- Was ist so schlimm daran für den Klienten, sein Auto nicht einparken zu können?
- Was bedeutet das für den Klienten?
- Was genau ärgert ihn daran?
- Wie interpretiert er sein Handeln?
- Was genau erwartet er von sich?

Die Fragen machen deutlich, *dass* der Klient sein Handeln in einer bestimmten (idiosynkratischen und nicht zwingenden) Weise interpretiert; dass er sein Handeln als negativ interpretiert und dass er Erwartungen hat, die er nicht erfüllt. Damit wird deutlich, dass es eine hoch relevante Implikationsstruktur geben muss; aufgrund der vorhandenen Informationen kann man die Fragen aber nicht beantworten, man kann nicht auf die Implikationsstruktur schließen.

Um nun hypothetisch (!) auf die Implikationsstruktur zu schließen, muss man einen *dritten Schritt* machen: Man muss („top-down") Wissen auf die Fragen anwenden: Der Therapeut muss relevantes Wissen aktivieren, mit dessen Hilfe er die aufgeworfenen Fragen sinnvoll und belegbar beantworten kann.

Hypothesen über die relevante Implikationsstruktur gewinnt man erst in diesem dritten Schritt: *Der Anwendung von Wissen!* Bei diesem Schritt kann der Therapeut sein Wissen auf die Information anwenden, um mit dessen Hilfe die Fragen (hypothetisch) beantworten zu können.

Zwei Wissensbasen hat der Therapeut hier nun zur Verfügung:

1. Sein psychotherapeutisches Wissen, das er auf den Klienten und auf die konkrete Aussage anwenden kann.
2. Sein bisheriges Klientenmodell, d. h. ein klienten-spezifisches Wissen, das er im Laufe des Therapieprozesses über den Klienten gebildet hat.

Der Therapeut weiß nun aus der bisherigen Therapie, dass der Klient ein Schema „ich bin ein Versager" und ein kompensatorisches Schema „ich muss immer erfolgreich sein" hat. Damit weiß der Therapeut, dass der Klient

- dazu neigt, auch triviale Situationen als Leistungssituationen zu interpretieren
- und dazu neigt, ein „Scheitern" in solchen Situationen als „Versagen" zu interpretieren,
- hohe Erwartungen an Leistung und Erfolg hat,
- dazu neigt, sich stark zu ärgern, wenn sein Verhalten diese Erwartungen nicht erfüllt.

Der Therapeut hat nun mit seinem Klienten-Modell ein Wissen, das er sinnvoll und begründet auf die gegebene Situation anwenden kann: Und aufgrund dieses Wissens kann er nun versuchen, die aufgeworfenen Fragen zu beantworten.

Der Therapeut kann nun *als Hypothese* dieses Wissen auf das Beispiel anwenden, um die aufgeworfenen Fragen zu beantworten:

- Was so relevant ist am „Nicht-einparken-Können" ist, dass der Klient *das als persönliches Versagen interpretiert.*
- Der Klient ärgert sich, weil sein „Versagen" massiv gegen seine Erwartungen verstößt.
- Was ihn besonders ärgerlich macht ist, dass dies „schon wieder" geschieht – eine, aus seiner Sicht, *erneute* Niederlage.

Mit dieser Hypothese kann der Therapeut nun wesentliche Teile der Implikationsstruktur für sich explizit machen, er kann sie so *verstehen.* Und dieses Verstehen kann der Therapeut nun nutzen, um dem Klienten eine *Explikation* einer Aussage vorzuschlagen, mit der er auch dem Klienten implizite Bedeutungen explizit macht. Er kann z. B. sagen: „Sie empfinden das Nicht-einparken-Können als persönliches Versagen und das ärgert Sie maßlos." Mit dieser Aussage, wenn der Klient sie akzeptiert,

- können Therapeut und Klient nun direkt an Schema-Elementen ansetzen und diese weiter klären,
- müssen sie weder über Längen von Autos oder Größen von Parklücken, noch über die Fähigkeit des Einparkens sprechen.

Die Explizierung des Therapeuten führt, falls sie vom Klienten akzeptiert wird, sofort in den Kern des Klärungsprozesses!

7.3.3 Explizierung: Eine gut belegbare Hypothese

Es ist ganz wesentlich zu sehen, dass eine Explizierung zweierlei ist oder sein sollte:

1. Sie sollte gut belegbar sein.
2. Sie ist immer eine Hypothese.

Es ist deutlich, dass die oben ausgeführte Explizierung eine hochgradig belegbare Schlussfolgerung ist. Jeder Aspekt der Schlussfolgerung ist begründbar und die Schlüsse selbst sind nachvollziehbar: Dies gilt sowohl für die „bottom-up"-Schlüsse, als auch für die „top-down"-Schlussfolgerungen. Wäre die Aussage nicht in solcher Weise belegbar, dann müsste man sie als „spekulativ" einstufen.

Der Therapeut könnte, würde er vom Klienten oder von einem Supervisor gefragt, im Detail erläutern, durch welche Informationen und welche Schlussfolgerungen er darauf gekommen ist; und alle Schlussfolgerungen sind nachvollziehbar und stimmig. Dies ist eine wesentliche Voraussetzung für Explizierungen: *Sie müssen belegbar sein!*

Der Therapeut soll *nicht spekulieren*, also keine Schlüsse ziehen, die er nicht begründen kann, keine Informationen herausziehen, die sich sachlich nicht begründen lassen. Bei den „bottom-up"-Schlüssen soll sich der Therapeut an die vom Klienten stammende Information halten und keine Informationen „erfinden"; bei den „top-down"-Schlüssen muss der Therapeut begründen, wie das herangezogene Wissen auf den Klienten passt und darf nicht „irgendwelche" Informationen heranziehen.

Man erkennt hier, dass dies eine komplexe Aufgabe ist, die vom Therapeuten eine hohe Expertise verlangt: Denn der Therapeut muss nicht nur komplexe Schlüsse ziehen, er muss sie vor allem „in Realzeit" ziehen, so schnell, wie der Klient ihm Daten liefert. Man sieht auch: Therapeutische Arbeit erinnert hier an Sherlock Holmes und seine Fähigkeiten! Man sieht auch: Verstehen ist ein hochkomplexer, kreativer und intelligenter Akt, ist in gar keiner Weise manualisierbar und kann von nicht Trainierten kaum bewältigt werden!

Ein Therapeut sollte nie vergessen, dass eine Explizierung, selbst dann, wenn sie gut belegbar ist, immer „nur" eine Hypothese ist (und nicht „die Wahrheit": Therapeuten sollten *niemals* glauben, dass die Tatsache, dass sie etwas denken, schließen oder verstehen, bedeutet, dass sie damit schon „die Wahrheit" erkannt hätten – leider trifft das nicht auf alle Therapeuten zu!).

Aus der Tatsache, dass eine Explizierung immer eine Hypothese ist, folgt zwingend, dass der Therapeut diese dem Klienten *immer zur Prüfung vorlegen muss*: Letztlich entscheidet *immer der Klient*, ob er die Explizierung als zutreffend akzeptiert oder nicht. Und nur dann, wenn er sie als zutreffend akzeptiert, bildet sie eine „Konsens-Plattform" für weitere therapeutische Arbeit!

Trifft die Explizierung zu, dann hat der Klient in aller Regel ein unmittelbares Evidenz-Erleben: Er weiß und fühlt, dass die Formulierung „trifft", er spürt, dass die Bedeutung „sitzt". Er hat einen Eindruck von: „Ich hätte es nicht treffender formulieren können." Und damit kann er den Inhalt der Explizierung auch unmittelbar in seinen Kenntnisstand und sein eigenes Verstehen seiner Schemata o. Ä. integrieren.

Trifft die Explizierung nicht zu, dann hat der Klient eher ein Störgefühl, ein Gefühl von „stimmt irgendwie nicht", „trifft es nicht richtig" oder „erreicht mich nicht". Solche Störgefühle sollten Klient und Therapeut *sehr ernst* nehmen, denn es sind Signale dafür, dass die Explizierung nicht stimmt, oder dafür, dass der Klient sie (noch) nicht annehmen kann: In jedem Fall haben nun Therapeut und Klient keine Konsens-Plattform, von der aus sie weiterarbeiten können. Der Therapeut soll dem Klienten mit der Explizierung nichts „aufdrücken", er soll vielmehr *den Explizierungsprozess fördern*: Daher muss der Therapeut eine Explizierung *immer* als eine Hypothese auffassen, die vom Klienten validiert werden muss!

7.3.4 Explizierungen aufgrund psychologischen Wissens

Es ist für einen Therapeuten auch möglich, Verstehenshypothesen nicht aus dem Klienten-Modell, sondern stattdessen aus seinem psychotherapeutischen Wissen abzuleiten. Dafür ein Beispiel. Eine Klientin sagt: „Das ist mir gestern wieder aufgefallen, dass es mir unheimlich viel ausmacht, wenn ich merke, ich erzähle jemandem was und der hört mir überhaupt nicht zu."

Im synthetischen Modus kann man aus der Aussage schließen:

- Es macht der Klientin „unheimlich viel aus", wenn ihr jemand nicht zuhört.
- Dies passiert ihr öfter.
- Also hat sie eine starke Erwartung, dass man ihr volle Aufmerksamkeit gibt, wenn sie redet.
- „Jemand" weist darauf hin, dass dies nicht personen-spezifisch ist.

Im analytischen Modus ist als erstes wieder deutlich, dass es implizite Annahmen geben muss, denn es ist nicht zwingend, dass es einem „unheimlich viel" ausmacht, wenn einem jemand nicht zuhört. Relevante Fragen sind daher:

- Was genau wird in der Klientin ausgelöst? Ärger? Enttäuschung?
- Warum genau triggert es sie, wenn man ihr keine Aufmerksamkeit gibt?
- Was erwartet die Klientin von anderen und wie stark erwartet sie dies?

Hier kann ein Therapeut aus seinem psychologischen Wissen schon eine erste Hypothese ableiten: Ein Therapeut kann wissen, dass

- Klienten besonders dann „allergisch“ darauf reagieren, wenn sie keine Aufmerksamkeit erhalten, wenn sie ein hohes Wichtigkeitsmotiv und ein Schema „ich bin nicht wichtig“ aufweisen (also wenn sie einen histrionischen Persönlichkeitsstil aufweisen);
- sie besonders dann ärgerlich reagieren, wenn sie ein deutliches Regel-Setzer-Schema aufweisen („es steht mir zu, dass mir jemand uneingeschränkte Aufmerksamkeit gibt, wenn ich rede“).

Aus den Klienten-Daten plus Wissen kann der Therapeut nun *gezielte Fragen* stellen, um die Struktur zu klären, z. B.: „Macht Sie das ärgerlich?“ – Frage nach Regel-Schema. Oder der Therapeut kann eine Explizierung anbieten wie: „Wenn Sie jemandem etwas erzählen, erwarten Sie im Grunde von ihm volle Aufmerksamkeit.“ (Eine Explizierung ist dies, weil die Klientin dies nicht explizit gesagt hat, und man auch nicht weiß, ob ihr das überhaupt selbst klar ist!).

Der Therapeut könnte auch explizieren: „Im Grunde kränkt es Sie, wenn Ihnen jemand nicht zuhört.“ (auch das hat die Klientin nicht explizit gesagt). Als Therapeut sollte man aber beachten: Explizierungen, die man aus einem bereits gut validierten Klienten-Modell ableitet, sind per definitionem *„näher am Klienten“* als Explizierungen, die Therapeuten aus psychotherapeutischem Wissen ableiten: Daher muss ein Therapeut mit Hypothesen dieser Art deutlich vorsichtiger umgehen als mit Hypothesen aus dem Klienten-Modell: Denn diese Hypothesen sind deutlich weniger gut im Hinblick auf den konkreten Klienten begründet! Auf keinen Fall darf ein Therapeut eine solche Hypothese „für die Wahrheit“ halten und sie dem Klienten „überstülpen“!

7.4 Therapeuten können oft Implikationen vor dem Klienten erkennen

Therapeuten mit hoher Expertise können die angegebenen Schlüsse meist sehr gut und sehr sicher ziehen: Dadurch können sie oft Implikationsstrukturen aus relativ wenig Informationen ableiten. Und sie können manchmal solche Implikationen schneller erkennen und verstehen als der Klient selbst.

Therapeuten mit hoher Expertise können oft später im Therapieprozess, wenn sie bereits ein gutes Klienten-Modell gebildet haben, relevante Schema-Aspekte rekonstruieren, lange bevor der Klient diese versteht. Damit steht dem Therapeuten dann die Verstehensgrundlage für die „Intervention Explizierung“ zur Verfügung.

7.5 Explizierungen haben Voraussetzungen

Ob ein Therapeut aber im Therapieprozess eine Explizierung machen sollte oder nicht, hängt von einigen Voraussetzungen ab: Denn diese müssen gegeben sein, damit ein Klient die Explizierung überhaupt verstehen, annehmen und umsetzen kann. Sieht ein Therapeut diese Voraussetzungen nicht als gegeben an, dann sollte er Explizierungen nicht realisieren, selbst wenn sein Verstehen diese ermöglichen würde. Er kann diese Explizierungen dann später – an passender Stelle – noch realisieren.

Um eine Explizierung zu realisieren, sollte

- eine vertrauensvolle Therapeut-Klient-Beziehung etabliert sein, denn nur so kann sich der Klient öffnen und Interventionen des Therapeuten annehmen;
- der Klient kein ausgeprägtes Vermeidungsniveau mehr aufweisen, zumindest sollte er bezüglich der explizierten Inhalte nicht defensiv sein;
- sollte der Klient in seinem Klärungs- und Erkenntnisprozess so weit sein, dass er die Explizierung des Therapeuten verstehen und sinnvoll einordnen kann: Hat ein Klient noch nicht einmal verstanden, dass er dysfunktionale Schemata aufweist, dann kann er auch die Explizierung eines spezifischen Schema-Inhalts gar nicht nachvollziehen.

Daher sollten Therapeuten, wenn sie Explizierungen realisieren, nicht nur prüfen, ob diese belegbar sind: Sie sollten auch prüfen, ob sie zu dem augenblicklichen Erkenntnisstand des Klienten „passen", *also ob der Klient sie verstehen und nachvollziehen kann.* Ansonsten kann es sein, dass die Explizierung zwar zutreffend ist, der Klient sie aber dennoch nicht versteht.

Therapeuten sollten auch abschätzen,

- wie gut belegt und fundiert ihre Explizierungshypothese ist;
- wie gut der Klient sie nachvollziehen kann.

Da ein Therapeut durch eine Explizierung ja den Explizierungsprozess des Klienten fördern will, sollte er den Klienten nicht „auf eine falsche Spur bringen" und ihm auch „keine Inhalte aufdrücken".

Ist sich ein Therapeut nicht ganz sicher, so kann er stärker *deutlich* machen, dass er eine Hypothese äußert oder er kann den Klienten explizit bitten, die Explizierung gründlich zu prüfen.

Der Therapeut kann also Aussagen machen wie:

- „Wenn ich Sie richtig verstehe, dann ..."
- „Korrigieren Sie mich, wenn es nicht stimmt, aber mein Eindruck ist ..."

Oder:

- „Bitte schauen Sie mal, ob das, was ich sage, zutrifft: ..."

8 Klären bis an die Kante des Möglichen

> Hier wird erörtert, dass alle Klärungsprozesse ambivalent sind und dass Klienten mit hoher Wahrscheinlichkeit irgendwann im Klärungsprozess anfangen zu vermeiden: Dieser Punkt ist die „Kante des Möglichen“ und Therapeuten sollten versuchen, ihn anzusteuern.

8.1 Die Ambivalenz von Klärungsprozessen

Klienten, die in einen Prozess der Klärung von Schema-Inhalten einsteigen, begeben sich in einen Prozess, der *immer ambivalent* ist:

- Auf der einen Seite will der Klient die Schema-Inhalte wissen: Er findet es spannend, die relevanten Schemata zu verstehen, es ist ihm klar, dass es relevant ist, die Schemata zu kennen etc. Dies erzeugt eine *Annäherungstendenz.*
- Andererseits bedeutet Klärung jedoch, dass der Klient sich unangenehmen Inhalten stellen muss: Die Inhalte der Schemata können selbstwertbedrohlich sein, peinlich oder der Klient kann Angst haben, dass unangenehme Emotionen „hochkommen“ etc. Dies erzeugt eine *Vermeidungstendenz.*

Nach dem Konfliktmodell von Dollard und Miller (1950) kann man annehmen, dass

- beide Tendenzen mit der Annäherung an die relevanten, unangenehmen Schema-Inhalte ansteigen;
- die Vermeidungstendenz später einsetzt als die Annäherungstendenz;
- die Vermeidungstendenz stärker steigt als die Annäherungstendenz.

Anders als Dollard und Miller kann man aber annehmen, dass die Tendenzen nicht linear, sondern exponenziell steigen (Abbildung 12).

Beide Tendenzen schneiden sich dann am „Konfliktpunkt“, an dem Annäherungs- und Vermeidungstendenz gleich stark sind. Um den Konfliktpunkt herum kann man den *„Konfliktbereich“* definieren: Wenn Klienten in diesen eintreten, bemerken sie die Ambivalenz in starkem Maße und es werden starke Vermeidungstendenzen ausgelöst. Und das bedeutet, dass der Klient nun

- den Klärungsprozess nicht mehr einfach fortsetzen kann,
- den Interventionen des Therapeuten nicht mehr einfach folgen kann.

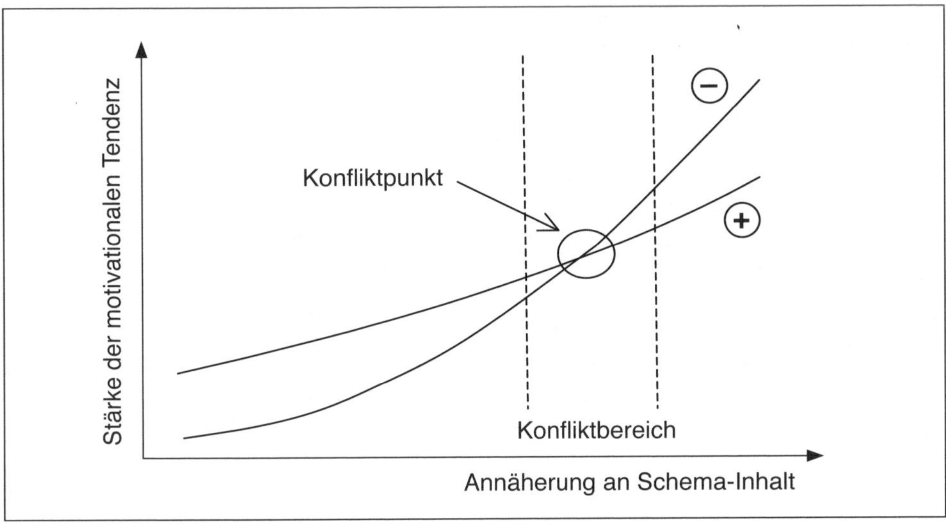

Abbildung 12: Annäherungs- und Vermeidungstendenz, Konfliktpunkt und Konfliktbereich

Damit markiert der Klient die Kante des Möglichen: Bis zu diesem Punkt kann die Klärung (relativ problemfrei) laufen, und ab hier ist das nicht mehr möglich. Ein Therapeut sollte sich hier klar machen:

- Jeder Klient wird im Prozess irgendwann vermeiden: Vermeidung ist *ein völlig normaler Prozess*. Er ist nicht ehrenrührig und man kann dem Klienten daraus keinerlei Vorwurf machen: Vermeidung ist ein normaler Bestandteil von Klärungsprozessen.
- Klienten vermeiden im Prozess unterschiedlich schnell: Klienten mit psychosomatischen Störungen vermeiden sehr schnell, „hoch selbstexplorative Klienten" vermeiden sehr spät.
- Klienten vermeiden unterschiedlich stark: Manche Klienten vermeiden heftig und lange, manche nur relativ wenig und die Vermeidung lässt sich gut bearbeiten.

8.2 Die Vermeidungsstrategien

Diese Vermeidungstendenzen machen sich darin bemerkbar, dass die Klienten nun in starkem Maße sogenannte *„Vermeidungsstrategien"* realisieren, also Strategien, die dazu dienen, eine weitere Klärung zu „bremsen" und die therapeutischen Interventionen „zu neutralisieren".

Klienten verwenden eine Anzahl von identifizierbaren Vermeidungsstrategien, z. B.:

- „Ich weiß nicht": Der Klient blockiert den Prozess, indem er „die Antwort verweigert".
- Fragen beantworten, die man nicht gestellt hat: Der Klient beantwortet zwar eine Frage, jedoch nicht die, die der Therapeut gestellt hat.

- Nebenschauplätze aufmachen: Der Klient macht ein neues Thema auf, meist eines, das er als relevant, spannend o. Ä. beschreibt.
- Thematische Sperren: Der Klient sagt, über einen Inhalt müsse nicht gesprochen werden oder über ihn sei schon gesprochen worden.
- Bagatellisierung und Relativierung: Der Klient sagt, ein Problem sei minimal oder trete nur selten auf – daher sei es irrelevant.
- Normalisierung und Generalisierung: Der Klient sagt, das Problem sei „normal" oder „es hätten alle" – also habe es nichts mit dem Klienten zu tun.
- Realitätskonstruktionen als Realität: Der Klient sagt, etwas sei nicht seine Sichtweise, sondern es sei die Realität – und damit weder hinterfragbar noch klärbar.
- Zwangsläufigkeitskonstruktion: Der Klient sagt, aus seiner Biografie ergäben sich bestimmte Probleme zwangsläufig – damit seien sie nicht klärbar und nicht hinterfragbar.
- Unlösbarkeitskonstruktionen: Der Klient sagt, er habe schon alles versucht, das Problem sei nicht lösbar oder, wenn er es zu lösen versuche, werde alles schlimmer, also sollte man besser die Finger davon lassen (siehe hierzu Sachse, 1995a, 1997c, 1998, 2006b; Sachse, Fasbender & Sachse, 2011a, 2011b).

Daher müssen Therapeuten
- die Vermeidung *unbedingt bemerken*: Sie müssen erkennen, *wann* der Klient vermeidet, müssen die Art der Vermeidung identifizieren;
- unbedingt konstruktiv mit Vermeidung umgehen, also Strategien realisieren, die den Klienten helfen, die Vermeidung zu reduzieren, um so den Klärungsprozess konstruktiv weiterführen zu können (siehe hierzu: Sachse, 1995a, 1997c, 1998, 2006b; Sachse, Fasbender & Sachse, 2011a, 2011b).

Realisiert ein Klient nur ab und zu mal eine Strategie, ist er noch nicht im Konfliktbereich: Der Therapeut erkennt die „Kante des Möglichen" daran, dass Klienten die Strategien *in hohem Maße realisieren*, den Prozess also deutlich blockieren. *Eine* Strategie eines Klienten sollte den Therapeuten schon *warnen*, auf weitere zu achten: Und dann bildet sich beim Therapeuten die Hypothese, dass er sich nun „an der Kante des Möglichen" befindet. Diese sollte ein Therapeut auf alle Fälle beachten.

8.3 Therapeutische Arbeit an der Kante des Möglichen

Ein Therapeut soll den Klärungsprozess immer bis an die Kante des Möglichen führen: Viele Therapeuten bremsen aber oft den Prozess von sich aus, ohne dass der Klient ihnen entsprechende Signale sendet. Das sollte ein Therapeut nicht tun: Ein Therapeut sollte immer die Kante des Möglichen erreichen! Und: Wo die Kante des Möglichen ist, ist immer eine empirische Frage: Der Therapeut weiß es erst, wenn er sie erreicht hat! Also sollte er immer testen, und dann sollte er aber unbedingt für die „Stop-Signale" des Klienten sensibel sein.

Eine ideale Strategie zum Umgang mit Vermeiden ist, den „Klienten am Konfliktbereich zu halten" (Martin, 1972): Der Therapeut
- unterfordert den Klienten nicht, indem er den Klienten gar nicht erst an den kritischen Bereich heranführt;

- überfordert den Klienten aber auch nicht, indem er ihn zwingt, sich mit den vermiedenen Inhalten auseinanderzusetzen.

Die Strategie nennen wir „Gegensteuern“ (Sachse, 1990c, 1991b, 1992a, 1993b, 1994, 1995a, 1995b, 1995c, 1997a, 1997b, 1997c, 1998, 2006b, 2007b; Sachse, Fasbender & Sachse, 2011a, 2011b): „Gegensteuern“ bedeutet, dass ein Therapeut nicht sofort der Vermeidung des Klienten folgt, sondern ein- bis zweimal „dagegenhält“: Er hält den Klienten trotz Vermeidung beim Thema und veranlasst ihn, sich zumindest minimal damit zu befassen. Der Therapeut geht dabei folgendermaßen vor:
- Der Therapeut stellt eine vertiefende, internalisierende Frage,
- durch die Frage wird ein unangenehmer Schema-Inhalt (zumindest ansatzweise) aktiviert,
- dadurch werden Befürchtungen aktiviert (z. B. etwas sei zu bedrohlich, zu peinlich, löse massive Emotionen aus etc.),
- dadurch werden Vermeidungstendenzen aktiviert,
- diese aktivieren Vermeidungsstrategien,
- diese werden vom Therapeuten registriert und der Therapeut reagiert nun mit *Gegensteuern*: Er stellt die Frage erneut, hält den Klienten beim Inhalt etc. und hält damit die Aktivierung relevanter Schemata und Befürchtungen aufrecht,
- der Klient realisiert erneut eine Vermeidungsstrategie,
- der Therapeut stellt noch einmal eine Frage etc. und hält die Aktivierung damit aufrecht,
- der Klient zeigt erneut eine Vermeidungsstrategie,
- daraufhin überlässt der Therapeut dem Klienten die Kontrolle und folgt der Vermeidung: dies führt aus dem Konfliktbereich heraus,
- nun folgt der Therapeut eine Zeit lang (3–6 Minuten) dem Klienten,
- dann nutzt er die erste auftretende „heiße Spur“, um erneut eine vertiefende/internalisierende Frage zu stellen.

Und dies realisiert der Therapeut lange: Eine Stunde lang, bei psychosomatischen Klienten 5–8 Stunden lang: Dann zeigt sich langsam Wirkung; die Vermeidung des Klienten nimmt langsam ab, der Klärungsprozess geht langsam, Schritt für Schritt, weiter.

Das Verfahren führt zu einer Art von „Reizkonfrontation“: Da der Therapeut durch seine Interventionen das relevante Schema und die relevanten Befürchtungen aktiviert, kann der Klient immer und immer wieder die Erfahrung machen, dass
- der Therapeut nicht kritisch, sondern akzeptierend reagiert,
- er nicht von unangenehmen oder peinlichen Inhalten vernichtet wird,
- er nicht von Emotionen überschwemmt wird etc.

Dadurch verschiebt sich der Vermeidungsgradient nach rechts und wird flacher: Die Klärung bewegt sich in Richtung zentraler Schema-Elemente (vgl. Abbildung 13).

Ein solcher Effekt kann jedoch nur dann eintreten, wenn ein Therapeut
- wirklich an der Kante des Möglichen arbeitet; bleibt ein Therapeut im „harmlosen“ Bereich, macht ein Klient entsprechende Erfahrungen nicht; forciert der Therapeut den Klienten, schafft er in aller Regel Reaktanz und verschlimmert die Vermeidungstendenz;

- konsistent, stringent an der Kante des Möglichen arbeitet, obwohl sich dabei im Verhalten des Klienten längere Zeit keine nennenswerte Veränderung zeigt.

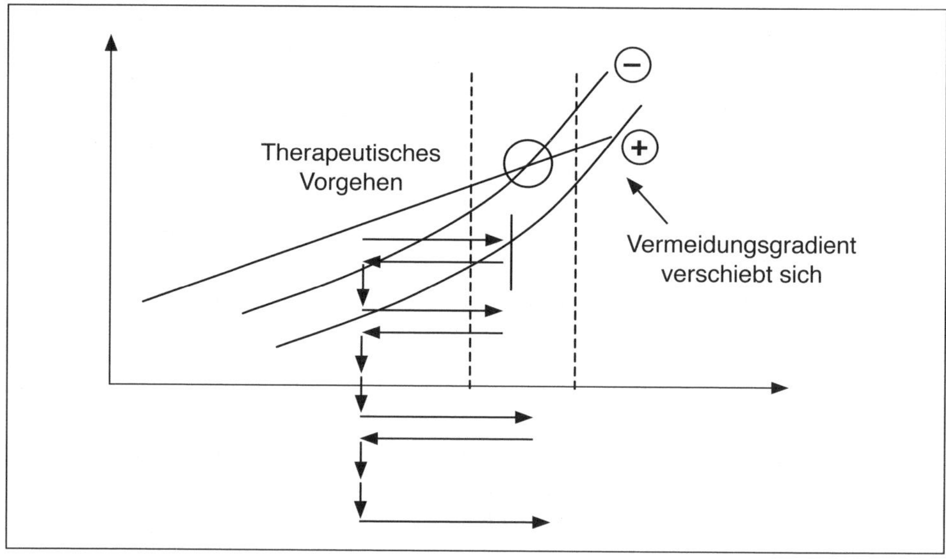

Abbildung 13: Therapeutisches Gegensteuern und Verschiebung des Vermeidungsgradienten

Deutlich ist hier, dass Therapeuten vertiefende, internalisierende Fragen stellen, obwohl sie wissen, dass die Klienten sie gar nicht beantworten werden; sie stellen sie aber dennoch, denn durch diese Fragen

- werden wichtige Prozesse im Klienten ausgelöst,
- wird der Klient darüber informiert, welche Fragen wichtig sind und irgendwann bearbeitet werden sollten.

Solche Fragen, die vom Klienten nicht beantwortet werden, dennoch aber Wesentliches bewirken, nennen wir *Marker*: Der Therapeut setzt solche Marker immer wieder und diese wirken *langfristig*: Sie zeigen „verdeckte kumulative Wirkungen".

9 Therapeut-Klient-Beziehung

In diesem Kapitel beschäftige ich mich mit einer Rahmenbedingung für Klärungsprozesse: Mit der Therapeut-Klient-Beziehung, die Klärungsprozesse bei Klienten in der Regel erst möglich macht.

Klärungsprozesse sind für einen Klienten nicht nur aus internalen Gründen schwierig: Sie sind auch aus interaktionellen Gründen für Klienten ein Problem.

Um Inhalte zu klären, *muss sich der Klient dem Therapeuten öffnen*: Er muss den Therapeuten „in seine Karten gucken lassen". Er muss dem Therapeuten Inhalte zeigen, die unangenehm und peinlich sind; von denen der Klient glaubt, dass er wegen dieser Inhalte abgelehnt, abgewertet, kritisiert werden könnte. Und der Klient hat unter Umständen noch starke „Beziehungsschemata", die ihm solche Befürchtungen explizit nahelegen.

Klienten müssen eine Bereitschaft zur „Selbst-Öffnung" (self-disclosure) entwickeln, sonst können sie nicht mit dem Therapeuten über internale Prozesse kommunizieren. Und je mehr eine Person einer anderen vertraut, desto stärker wird ihre Tendenz zur Selbst-Öffnung (Ehrlich & Graeven, 1971; Jourard, 1964, 1971; Jourard & Lasakow, 1958; Sermat & Smyth, 1973).

Bullmann (2006) konnte zeigen, dass die Qualität der therapeutischen Beziehung die Qualität der therapeutischen Klärungsarbeit signifikant beeinflusst.

Daher muss man annehmen: Die meisten Klienten werden sich auf Klärungsprozesse mit einem Therapeuten erst dann einlassen, wenn sie dem Therapeuten hinreichend vertrauen!

Und das bedeutet: Auch der Therapeut wird vom Klienten erst dann wirklich relevante Informationen erhalten, wenn der Klient dem Therapeuten vertraut: Erst dann wird der Klient seine wirklich relevanten Probleme „auf den Tisch legen", erst dann wird er wirklich „peinliche" Inhalte äußern (Sachse, 2006c). Aus diesem Grund muss man annehmen:

- Eine gute und konstruktive Beziehungsgestaltung durch den Therapeuten ist in aller Regel eine Voraussetzung dafür, dass Klienten sich mit einem Therapeuten auf Klärungsprozesse einlassen können (Bullmann, 2006; Sachse & Neumann, 1987a, 1987b).
- Therapeuten müssen auch während der Klärungsprozesse eine akzeptierende, respektvolle, empathische Atmosphäre schaffen, damit der Klient sich völlig auf sich und auf seine Prozesse konzentrieren kann.

- Insbesondere sollten Therapeuten bei den Klärungsprozessen des Klienten
  - die Inhalte und die Person des Klienten auf keinen Fall werten, sondern alles akzeptieren;
  - die Klienten nicht durch Vorgabe von Inhalten stören: nur der Klient kann rekonstruieren, was seine Schemata sind;
  - die Klienten auf keinen Fall durch Lösungen oder lösungsorientierte Interventionen ablenken: die Devise heißt *Klären vor Lösen*!

Daher sind in der KOP viele Strategien zu einer konstruktiven Beziehungsgestaltung entwickelt worden, auf die hier nur hingewiesen werden kann (vgl. Sachse, 1987, 2006c).

10 Ein besonderer Aspekt von therapeutischer Klärung: Klärung impliziter Motive

Eine „Entfremdung vom eigenen Motivsystem“, eine sogenannte Alienation, stellt bei Klienten oft ein Problem dar. In diesem Kapitel wird dieses Problem näher definiert und es werden therapeutische Strategien zu seiner Lösung beschrieben.

10.1 Einleitung

In der Motivationspsychologie wird zwischen impliziten und expliziten Motiven unterschieden: Die sogenannten „expliziten“ Motive sind solche, die Personen bewusst gut zugänglich und gut kognitiv repräsentiert sind und die Personen schnell bei expliziten, bewussten Entscheidungen berücksichtigen können.

Implizite Motive sind diejenigen, die die *tatsächlichen Präferenzen der Person darstellen*, die der Person jedoch bewusst nur schwer zugänglich sind: Sie können kaum durch direkte Befragung erfasst werden, sondern durch Geschichten zu Bildern (sog. Thematischer Apperzeptionstest (TAT), vgl. Atkinson, 1954, 1958a, 1958b; Brunstein, 2006; Heckhausen, 1963; Langens, 2009; McClelland, 1955, 1958; McClelland & Atkinson, 1948; Scheffer, 2005, 2009).

Explizite Motive bilden sich z. T. auf impliziten Motiven; sie bilden sich jedoch auch durch Internalisierungen sozialer Erwartungen (Kuhl, 2001). Daher stimmen explizite und implizite Motive nur mehr oder weniger stark überein (Brunstein & Maier, 2005). Untersuchungen zeigen, dass ein hohes Maß an Übereinstimmung zwischen expliziten und impliziten Motiven einen starken Einfluss hat auf allgemeines Wohlbefinden einer Person; Inkongruenz geht dagegen mit gesundheitlichen Beschwerden einher (Brunstein, Schultheiß & Grässmann, 1998).

Personen können nun zu ihrem (impliziten) Motivsystem einen mehr oder weniger guten Zugang haben: Haben sie einen guten Zugang, erhöht das die Kongruenz zwischen implizitem und explizitem Motivsystem. Ein schlechter Zugang zum Motivsystem wird als Alienation (Entfremdung) bezeichnet.

10.2 Alienation

10.2.1 Begriff

Alienation ist ein von Kuhl geprägter Begriff (Baumann & Kuhl, 2003; Beckmann, 1997; Kuhl, 1995; Kuhl & Beckmann, 1994; Kuhl & Kaschel, 2004; Kuhl & Kazen, 1994). Alienation bedeutet „Entfremdung“: *Gemeint ist damit die Entfremdung einer Person von ihren eigenen Motiven, Bedürfnissen, Zielen, ihrer „Präferenz-Struktur“.*

Nach Kuhl unterscheiden sich Personen stark darin, wie gut ihr Zugang zu ihrem eigenen Bedürfnis- oder Motiv-System ist. Es gibt Personen, die einen guten Zugang zum eigenen Motivsystem aufweisen und die demzufolge auch über eine gute bewusste Repräsentation ihrer Wünsche und Bedürfnisse verfügen: Sie wissen, was sie wollen oder nicht wollen, was sie brauchen oder nicht brauchen, was sie wünschen, was ihnen wichtig ist, was sie anstreben und was sie vermeiden möchten.

Sie können sich demzufolge nach *eigenen internalen Standards* richten, ihr Handeln und ihre Entscheidungen auf ihr eigenes Wertesystem beziehen und ihre Wünsche und Bedürfnisse in ihrem Handeln realisieren.

Sie sind damit *selbstregulativ:* Ihr Handeln und ihre Bedürfnisse stehen im Einklang, sind kongruent, sie orientieren sich nach eigenen, internalen Standards. Sie wissen selbst sehr genau, was sie wollen, wofür sie sich entscheiden sollen, was sie anstreben usw. Sie sind an sich selbst orientiert und „im Einklang mit sich selbst“.

Dagegen gibt es Personen, die einen schlechten Zugang zu ihrem eigenen Bedürfnis- und Motiv-System haben: Sie sind von diesem System entfremdet (= Alienation). Sie weisen keine oder nur eine sehr lückenhafte Repräsentation eigener Wünsche und Bedürfnisse auf; die Folge davon ist, dass sie *nicht* wissen, was sie wollen oder nicht wollen; dass sie nicht wissen, was ihnen gut tut oder nicht; dass sie nicht wissen, welche Ziele sie verfolgen sollen u. Ä. Sie weisen damit auch *keine* internalen, eigenen Standards auf, an denen sie sich orientieren können. Dadurch ist auch ihre Fähigkeit, sich zu entscheiden, beeinträchtigt. Sie stehen auch in der Gefahr, an ihren Bedürfnissen und Motiven vorbeizuleben, weil sie ja gar nicht wissen, welches ihre Bedürfnisse sind und sich gar nicht nach internen Standards richten können. Diese Personen weisen damit *keine Grundlage für eine funktionierende Selbstregulation auf*: Sie können sich nicht an eigenen Werten orientieren, sie können so etwas wie eine Kongruenz innerhalb ihres psychischen Systems gar nicht herstellen (Sachse, 1995b).

Damit sind diese Personen in doppelter Weise beeinträchtigt: sie können weder *aktuell* klären, was eigene wichtige Motive sind, noch können sie Wissen darüber im Gedächtnis „abfragen“. Sie haben damit nur unzureichend Kenntnis über ihr eigenes Motiv-System: damit sind sie aber *von einer wesentlichen internen Informationsquelle abgeschnitten.*

Wenn man aber annimmt, dass z. B. für längerfristige Handlungsplanungen, für Entscheidungen, für das Abwägen von Alternativen (d. h., für Prozesse vor Überschreiten des Rubicon, vgl. Heckhausen & Kuhl, 1985; Heckhausen, Gollwitzer & Weinert, 1987) der Zugang zum eigenen Motiv-System bzw. zu dessen Repräsentationen wesentlich ist, dann sollte bei diesen Personen die Handlungssteuerung beeinträchtigt sein.

Die Gefahr, Entscheidungen zu treffen, Pläne zu machen und zu verfolgen usw., die mit dem eigenen Motivsystem gar nicht kompatibel sind, diesem sogar widersprechen, ist groß. Gerade für relativ schnelle Entscheidungen, Abwägungen usw. ist es unfunktional und z. T. völlig unmöglich, aktuell in eine Klärung der eigenen Motive einzusteigen. Hier ist es nötig, auf eine valide Repräsentation des eigenen Motiv-Systems zurückgreifen zu können. Eine Repräsentation ist als schnell verfügbare Entscheidungsgrundlage sehr wesentlich. Ohne eine solche Grundlage (und ohne die Möglichkeit eines aktuellen Zugangs zum Motiv-System) ist eine Selbstregulationsstörung schon vorprogrammiert.

Kuhl (1994) nimmt an und konnte empirisch zeigen, dass Personen mit mangelndem Zugang zum eigenen Motivsystem einen *„Verwechselungseffekt“* aufweisen: Sie können nicht mehr unterscheiden, ob eine Intention, die sie verfolgen, selbst-initiiert ist oder ob sie von außen auferlegt wurde. Eine Person mit mangelndem Motiv-Zugang und mangelnder Repräsentation kann damit nicht mehr entscheiden, ob eine verfolgte Handlung selbst-initiiert ist oder fremd-initiiert, also ob sie auf dem eigenen Motiv-System beruht oder auf der Übernahme fremder Aufträge, Normen usw. Personen mit hoher Alienation halten deshalb Aufträge, die sie von anderen bekommen haben, nach einiger Zeit für selbst-gewählte Absichten und sie halten Normen, die sie von außen übernommen haben, für eigene Motive. Sie können somit nicht mehr selbst klären, ob sie eigenen Motiven folgen oder nicht.

10.2.2 Affekte: Die Indikatoren des Motivsystems

Die Aktivierung von Bedürfnissen und Motiven führt zu bestimmten Zuständen im Organismus, die diesen über diese Bedürfnisse und Motive informieren: Wenn man einen Zustand als angenehm einschätzt, dann macht sich das in einem bestimmten körperlichen Zustand bemerkbar: In Entspannung, einem angenehmen Gefühl, das vielleicht in der Brust oder im Bauch lokalisiert ist, das man *spüren* kann.

Was man spürt, ist in der Regel keine „Emotion“ im engeren Sinne wie Wut, Ärger, Freude oder Traurigkeit. „Emotionen“ im engeren Sinne gehen auf hoch komplexe und hoch implikative Verarbeitungsprozesse zurück (Kuhl, 1983a, 1983b, 1983c, 2001). Die Aktivierung, die Befriedigung oder/und insbesondere die Frustration von Bedürfnissen und Motiven führen zu *Affekten*: Affekte sind elementare Prozesse, die ohne große Verarbeitung und manchmal präkognitiv ablaufen und körperliche Empfindungen unterschiedlichster Art erzeugen, wie Anspannung, diffuses Unbehagen o. Ä. (Kuhl, 2001; Langens & Sachse, 2014; Sachse & Langens, 2014b, 2014c).

Motive und Bedürfnisse machen sich damit für eine Person in bestimmten *Indikatoren* bemerkbar: Diese Indikatoren zeigen der Person an, was in einer Situation für sie gut ist, weil die Situation ein bestimmtes Bedürfnis der Person befriedigt. Oder sie zeigen an, dass eine bestimmte, an die Person gestellte Anforderung für die Person nicht gut ist, weil ihre Verfolgung den Zielen der Person zuwiderläuft. Die Kompatibilität einer Situation oder einer Entscheidung mit dem Motivsystem wird durch eine bestimmte *Empfindung* angezeigt, einen „felt sense", der signalisiert, dass die Situation ok ist oder dass die Entscheidung gut ist. Genauso wird die Inkompatibilität durch ein Störgefühl angezeigt. Diese Empfindungen sind das *affektive Informationssystem*, es sind die *Indikatoren*, an denen man ablesen kann, was die Motive oder Bedürfnisse zu aktuellen Zuständen oder zu antizipierten Zuständen „zu sagen" haben. Und dieses affektive Informationssystem ist für eine effektive Selbstregulation einer Person von entscheidender Bedeutung (Kuhl, 1983a, 1983b, 1983c, 1988, 1992, 1996, 2000, 2001).

Man muss davon ausgehen, dass es neben dem kognitiven System der Informationsverarbeitung noch ein affektives Informationsverarbeitungssystem gibt, das Situationen danach analysiert, ob diese der Person gut tun können oder nicht. Dieses System analysiert Situationen anhand von Bewertungsschemata, anhand von affektiven Schemata, die sich in der Biografie gebildet haben und die als Motive wirksam sind oder anhand von biologisch determinierten Bedürfnis-Schemata. Es sind Schemata, die angeben, was die Person will, welche Ziele sie verfolgt, mit welchen Arten von Situationen sie gute und mit welchen sie schlechte Erfahrungen gemacht hat; diese Analysen sind demnach *Bewertungen*. Bewertungen von Situationen und Zuständen als angenehm oder unangenehm, gut oder schlecht, bedürfnisbefriedigend oder nicht, potenziell schädigend oder nicht, zielführend oder nicht usw. Es handelt sich bei diesem Verarbeitungssystem damit um ein *persönliches Bewertungssystem* (Sachse & Langens, 2014a).

Affekte sind somit der *Informationsoutput* des affektiven Verarbeitungssystems. Sie informieren den Organismus darüber, wie die affektiven Schemata eine Situation bewerten.

Der Organismus kann diese Indikatoren nun als Informationsquellen nutzen, er kann die Informationen kognitiv weiterverarbeiten, in seine Entscheidungen und Handlungsplanungen einbeziehen, sie also für eine effektive Selbstregulation verwenden. Dann orientiert er sich an seinen eigenen affektiven Schemata, er handelt somit im Einklang mit seinem Motiv- und Bedürfnis-System, d.h. er handelt *motiv-kongruent* oder, wie man auch sagen kann: *selbst-kongruent*.

Er kann allerdings diese Indikatoren auch ignorieren und damit die Information des affektiven Verarbeitungssystems nicht zur Kenntnis nehmen; in diesem Falle bildet er eine Alienation aus: Er schneidet sich selbst von persönlich hoch relevanten Informationen ab. Er orientiert sich nicht mehr an eigenen Motiven, Bedürfnissen und Zielen, er „lebt" an seinen Bedürfnissen zunehmend vorbei; er entwickelt, so kann man sagen, eine Inkongruenz (Grawe, 1998). Die Selbstregulation ist damit tiefgreifend gestört, es ist, als ob ein Pilot alle Warnlampen seines Flugzeugs ignorieren würde: Er steuert geradewegs in die Katastrophe.

Um die Informationen des affektiven Verarbeitungssystems ernstnehmen und berücksichtigen zu können, muss ein Organismus die relevanten Indikatoren (wie Stimmungen, Affekte, felt senses) überhaupt *wahrnehmen*: Er muss sie beachten, seine Aufmerksamkeit darauf richten, ihnen Beachtung schenken. Und er muss die Indikatoren für *relevant* halten, er muss erkennen und anerkennen, dass sie relevante Informationsquellen sind, die man nicht ignorieren sollte. Und er muss die Indikatoren *richtig interpretieren*: Die Indikatoren des affektiven Verarbeitungssystems sind oft nicht ganz klar, enthalten Informationen indirekt, implizit, verschlüsselt. Sie müssen daher richtig interpretiert werden, damit sie auch richtig berücksichtigt werden können.

10.2.3 Mangelnde Repräsentation

Mangelnde Repräsentation der Indikatoren des affektiven Verarbeitungssystems kann dadurch zustande kommen, dass man den Indikatoren keine Aufmerksamkeit schenkt, z. B. weil man davon ausgeht, dass sie nicht relevant sind oder dass sie nur stören oder aber, weil man glaubt, dass sie potenziell gefährlich und bedrohlich sind. Das Abziehen der Aufmerksamkeit von affektiven Indikatoren beeinträchtigt die Repräsentation von *solchen* Indikatoren praktisch vollständig, die auch noch unscheinbar und diffus sind: Um *solche* Indikatoren überhaupt nur zu bemerken, muss man sie beachten, man muss ihnen Aufmerksamkeit schenken und zwar umso mehr, je unscheinbarer und diffuser sie sind. Beachtet man sie nicht, dann geht die Information vollständig unter.

Da die Person die relevante Information nun nicht mehr wahrnimmt, trainiert sie nun auch nicht mehr, die Bedeutung der Indikatoren zu verstehen; damit verlernt sie es dann im Laufe der Zeit auch, Indikatoren richtig zu interpretieren. Und das hat oft zur Folge, dass die Person von *den* Indikatoren, die sie ab und zu dennoch wahrnimmt, verunsichert und verwirrt wird, was dann wiederum ihre Überzeugung verstärkt, die „Empfindungen" seien störend und sollten besser völlig ignoriert werden!

Das Ignorieren der Indikatoren und das Abziehen der Aufmerksamkeit davon muss zu Beginn wahrscheinlich intentional erfolgen; je länger man es trainiert, desto automatisierter wird es jedoch funktionieren. Irgendwann wird die Person gar nicht mehr bewerten, dass sie Indikatoren systematisch vermeidet, sie wird und kann dann gar nicht mehr wissen, dass sie sich selbst von hoch relevanter Information abschneidet, sie kann gar nicht mehr wissen, dass sie ein Alienations-Problem hat.

Das ist eine der Schwierigkeiten mit dem Alienations-Problem: *Per definitionem können Personen nicht wissen, dass sie eins haben.* Deshalb ist auch nicht damit zu rechnen, dass Klienten im Therapieprozess dieses Problem als Problem definieren; sie werden dem Therapeuten diesbezüglich keinen Arbeitsauftrag erteilen. Daher gilt: Wenn der Therapeut ein solches Problem beim Klienten diagnostiziert, dann muss *er* dem Klienten deutlich machen, dass dieser das Problem hat und muss klarmachen, was das Problem genau ist und muss einsichtig machen, wie schwerwiegend das Problem ist. Der Therapeut muss damit *das Problem als Problem definieren*, und er muss den Klienten motivieren, mit dem Therapeuten an der Beseitigung des Problems aktiv zu arbeiten.

Die zweite Schwierigkeit mit dem Alienations-Problem liegt darin, dass Klienten lernen müssen, Indikatoren des affektiven Verarbeitungssystems wieder wahrzunehmen (und dann wieder richtig zu interpretieren), also lernen müssen, ihre Aufmerksamkeit wieder auf relevante Indikatoren zu lenken. Das Problem ist aber: Sie wissen nicht, *worauf* sie ihre Aufmerksamkeit lenken sollen, da sie gar nicht wissen, was die Indikatoren sind. Und der Therapeut kann es ihnen auch nicht sagen, denn erstens sind die Indikatoren verbal nur sehr schwer zu beschreiben und zweitens sind sie hochgradig idiosynkratisch und individuell: D. h. jeder Klient muss für sich herausfinden, was *seine* Indikatoren sind. Diese Schwierigkeiten machen die Aufgabe nicht eben einfach.

10.3 Motivklärung

Gerade bei Personen mit Alienation ist die Klärung von (impliziten) Motiven und Zielen im Therapieprozess von großer Bedeutung.

Bei diesen Personen werden prinzipiell die gleichen Klärungstechniken angewandt und die gleichen Klärungsprozesse zugrunde gelegt wie bei der Klärung von Schemata: Daher will ich hier die entsprechenden, bereits beschriebenen Vorgehensweisen nicht wiederholen.

Wichtig ist aber,

- dass ein Therapeut den Klienten *darauf aufmerksam macht*, dass er nicht weiß, was er möchte, dass er seine Präferenzen nicht kennt oder nicht weiß, was er nicht möchte: beim Klienten muss Schritt für Schritt ein Problembewusstsein entstehen;
- dass der Therapeut dem Klienten erläutert, wozu eine Kenntnis des eigenen Motivsystems wichtig ist, was eine Alienation ist und wieso sie problematisch sein kann;
- dass der Therapeut dem Klienten erläutert, woran man implizite Motive erkennt; dass man auf bestimmte Indikatoren achten sollte, sie ernst nehmen sollte und versuchen sollte, sie zu verstehen;
- und dann sollte der Therapeut den Klienten dazu anregen, auch im Therapieprozess auf solche Indikatoren systematisch zu achten und sie dem Therapeuten zu berichten;
- an solchen Indikatoren (aktuell vom Klienten gefühlte Stimmungen, Affekte, felt senses) setzt der Therapeut dann systematisch Klärungsprozesse an.

11 Klärungsprozesse an Beispielen

11.1 Beispiel 1: Der Prozess des Herrn G.

Der hier dargestellte Klärungsprozess wurde durchgeführt mit einem Klienten: Der Klient war 56 Jahre alt, Krankenpfleger, verheiratet, ein Stiefsohn, zu dem er keine gute Beziehung hat. Seine Probleme sind:

- Konflikte am Arbeitsplatz: mangelnde Abgrenzung, Konfliktscheu, Überlastung;
- Probleme mit seiner Mutter: Mutter ist abwertend und fordernd und er kann sich ihr gegenüber nicht konsequent verhalten.

Der Klient hat eine leichte Colitis ulcerosa; das Transkript stammt vom Beginn der 14. Therapiestunde.

11.2 Das Transkript

Th1: Wo möchten Sie gerne wieder einsteigen?

Kl1: Ich habe so ein Erlebnis gehabt, das würde ich ganz kurz gerne irgendwann im Laufe des Tages eben erzählen.

Th2: Ja.

Kl2: Das gibt mir so, das macht mir Gedanken. Aber ich weiß, ich weiß, dass da innerlich bei mir nicht so was stimmt, aber ich kann es nicht richtig fassen.

Th3: Dann …

Kl3: Soll ich das mal eben machen, ich kann mich ganz kurz fassen. Ich war am Sonntag bei meiner Mutter. Mutter ist 81 Jahre, sie hat Geburtstag gehabt. Ich bereitete das vor am Sonntagmittag, ich kaufte eine Blume, eine kleine nur. Ich habe dann auch überlegt, wie ich das mache, Mutter möchte nicht, dass man ihr zum Geburtstag gratuliert, sie ist katholisch. Katholische feiern Namenstag. Aber es ist eben so, es wird eben so bei uns gemacht. Sie erwartet, es jetzt auch schon so in irgendeiner Art. Ich bin dann dahin gefahren am Mittag. Ich merkte, dass mir schlecht wurde.

Th4: Auf dem Weg?

Kl4: Auf dem Wege dorthin, ich bekam Bauchschmerzen. Ich war eigentlich auch frohen Mutes. War auch ganz froh, dass mein Sohn nicht mitgefahren ist. Eigentlich wollte er mitfahren, aber im letzten Augenblick hat er dann noch abgesagt, das war also ganz prima für mich. Ich war erleichtert und dann fuhr ich in den Hof rein, so gegen 14 Uhr und dann sah ich meine Mutter im Hof auf mich zukommen und ich bekam Wut auf meine Mutter. Und ich wäre am liebsten wieder zurückgefahren. Meine Rosemarie war bei mir, das ging nun eben nicht und wir hatten auch Kuchen eingekauft. Es war alles kein Problem, nur in dem Moment, wo ich im Auto saß, entwickelten sich bei mir Bauchschmerzen. Ich machte die Hose auf, den Gürtel weg …

Th5: Sodass Sie es richtig auch spüren konnten?

Kl5: Ja, meine Frau sagte: Du machst den Gürtel runter. Ist doch alles wurscht egal. Aber ich hätte meine Mutter am liebsten schlagen können.

Th6: Sie waren richtig wütend.

Kl6: Ich hätte sie anschreien können: „Geh' doch zurück! Was ist denn los?" Ich habe auch in den ersten 1½ Stunden nicht sprechen können. Mutter fragte nur, ob ich krank bin, ob ich Hunger hätte, ob mir was fehlt. Ich konnte nicht mit ihr reden.

Th7: Sie waren richtig blockiert?

Kl7: Ja, dann taute ich aber auf. Aber eben …

Th8: Also das waren schon sehr starke Gefühle, die Sie dann so blockiert haben?

Kl8: Ja, ja. Ich weiß nicht, was das war.

Th9: Vielleicht beschreiben Sie das nochmal so, Sie waren da sehr wütend?

Kl9: Ja, ich war sehr wütend.

Th10: Können Sie die Wut vielleicht näher beschreiben? Was hat Sie wütend gemacht? Was haben Sie gedacht?

Kl10: Erst mal war ein böses Wort, mir fiel sofort ein Sprichwort ein, das habe ich dann laut gesagt: Hans Poch geht sonntags wie Woch'. Ich schämte mich vor meiner Mutter. Meine Mutter hatte nach dem Tode meines Bruders die schwarzen Sachen nicht mehr weggelegt und kommt mit den ältesten Sachen, an solchen Tagen mit den ältesten Sachen zur Erscheinung und ich war so wütend, dass sie sich nicht eine andere Jacke anzieht. Dass sie mir so entgegen kommt, ich schämte mich, wenn die Leute das jetzt sehen.

Th11: Was bedeutet das, dass Ihre Mutter Ihnen so entgegen kam?

Kl11: Hans Poch geht sonntags wie Woch'. Das war das Sprichwort, das ich gesagt habe. Was hat das für mich? Ich weiß es nicht … das vor allem Wut. Ich habe einfach Wut gehabt, ich habe einfach eine erbärmliche Wut auf Mutter gehabt.

Th12: Vielleicht können Sie nochmal gucken, was hat Sie da so wütend gemacht?

Kl12: Die Erscheinung, Mutter, die Erscheinung (Pause), so als ob sie mir wehtun wollte.

Th13: Als wollte sie Ihnen wehtun.

Kl13: Ja, und dann auch: Jetzt kommst du erst. Auch wieder so: Ich habe es ganz anders erwartet. Auch wenn ich vorher angerufen hatte und gesagt habe: Bitte, mach' kein Mittagessen und wir kommen am Nachmittag zum Kaffee. Wir bringen aber alles mit.

Th14: Also, es kam direkt ein Vorwurf.

Kl14: Ja, es kam direkt ein Vorwurf. Das ist eigentlich immer so gelaufen. Ich kann das nicht losmachen, das ist immer so.

Th15: Also, das ist so etwas, wo Sie sagen würden, das macht sie immer so, das zieht sich durch unsere Geschichte?
Kl15: Ja.
Th16: Vielleicht ist es nochmal ganz, ganz wichtig, dass wir ganz genau gucken. Sie sagten, es waren zwei Dinge. Einmal die Erscheinung …
Kl16: Die Erscheinung …
Th17: Und das Zweite: Sie begegnete mir gleich mit einem Vorwurf.
Kl17: Ja!
Th18: Und damit wird es nicht durcheinander kriegen, sollten wir jetzt nochmal beide Aspekte ganz genau betrachten. Sie sagen so diese Erscheinung, das war so ein Gefühl, sie tut mir weh damit, sie will mir wehtun.
Kl18: Ja.
Th19: Vielleicht können Sie das noch näher beschreiben. Wodurch, glauben Sie, wollte sie Ihnen wehtun?
Kl19: Sie wollte mir wehtun (Pause), wodurch wollte sie mir wehtun? (Pause, denkt nach) Du musst mich so nehmen, wie ich bin, ganz gleich …
Th20: Hat sie Ihnen signalisiert dadurch?
Kl20: Ja, habe ich den Eindruck. Und ich ziehe mich für dich nicht um. Du kannst mir nicht vorschreiben. Ich mach' das, was ich will.
Th21: Ja, aber das sind auch schon wieder so ganz viele Aspekte. Was bedeutet Ihnen „ich ziehe mich für dich nicht um"?
Kl21: Ich habe dich nicht lieb.
Th22: Das kann man gleichsetzen?
Kl22: Ich empfinde es so.
Th23: Ja, ok.
Kl23: Ich freue mich auch nicht auf dich.
Th24: Ich bereite mich nicht vor.
Kl24: Ich bereite mich nicht vor.
Th25: Es ist das auch nicht wert?
Kl25: Es ist das auch nicht wert. Es ist das auch nicht wert. Wenn Paul jetzt käme, du bist ja sowieso … Dass du kommst, ist deine Pflicht.
Th26: Es ist nicht so, wofür man sich bedanken müsste, sondern es ist selbstverständlich.
Kl26: Das ist selbstverständlich.
Th27: Sie haben gerade gesagt, das ist es nicht wert. Kann man dieses „das" auch ersetzen durch „du bist es nicht wert"?
Kl27 (Pause – mit trauriger Stimme): Ja.
Th28: Wenn Sie das mal auf sich wirken lassen. Nehmen Sie sich jetzt ruhig mal einen Moment Zeit und sagen Sie sich jetzt: Meine Mutter sagt „du bist es nicht wert". Was löst das aus in Ihnen?
Kl28 (Pause – mit trauriger Stimme): Das ist eigentlich eine tiefe Traurigkeit. Ich kann da nichts mehr tun, ich kann sie ja nicht ändern. Ich muss was an mir machen.
Th29: Es ist so … ich merke …
Kl29 (unterbricht Therapeut): Vor allem Traurigkeit. Ich möchte schreien, ich möchte weinen. Ich möchte was verändern wollen, etwas tun, dass sich das verändert.

Th30: Ich merke, da ist jetzt doch ganz viel da, was so raus möchte bei Ihnen.
Kl30: Sehr schlimm ist das.
Th31: Vielleicht gucken Sie nochmal, wie das jetzt ist, was Sie empfinden.
Kl31 (Pause): Das ist nicht leben, das ist nicht echt. Das ist eine Verletzung nach der anderen, eine Strafe nach der anderen. Das Strafen hört überhaupt nicht auf, was habe ich eigentlich getan, Mutti, dass du mich bis in das Alter hinein strafst, dass du mich vielleicht bis zum Tode hinein strafst. Ich kann doch nichts dafür, dass ich nicht Paul war. Ich kann doch nichts dafür, dass ich nicht so bin wie Paul. Ich kann doch nichts dafür, dass ich nicht das gemacht habe. Ich weiß überhaupt nicht, was ich werden ... ich weiß überhaupt nicht, was ich machen soll in deinem ... du ... (weint).
Th32: Das ist ok. Lassen Sie die Traurigkeit zu.
Kl32: Es wäre der einzige Mensch vielleicht wäre das ...
Th33: Du wärst der einzige Mensch, Mutti, der das könnte?
Kl33 (Pause): Ja. Sie möchte aber, dass ich sie in den Arm nehme. Dass ich sie bei der Begrüßung „Schekertchen" und Küsschen und alles drum und dran. Das ist doch aber nicht echt. Was heißt, das ist nicht echt? Das kann ich nicht spüren.
Th34: Das können Sie nicht spüren.
Kl34: Das stößt mich ab. Ich bin ja woanders dabei. Wenn ich Ihnen die Hand gebe, dann bin ich ja bei Ihnen für einen Augenblick, für ein paar Sekunden oder für einen Bruchteil von Sekunden. Wenn ich meine Frau in den Arm nehme, dann will ich sie spüren. Das heißt will ... das mache ich sonst nicht. Dann lasse ich es sein.
Th35: Sie möchten, dass Ihre Mutter für Sie da ist, aber das ist sie nicht?
Kl35: Nein, das ist sie nicht. Das war sie nie.
Th36: Und das macht Sie traurig?
Kl36: Ja.
Th37: Lassen Sie Ihre Trauer zu. (Pause) Was macht Sie traurig?
Kl37 (Pause): Sie war nie für mich da. (Pause) Sie hat sich immer um Paul gekümmert.
Th38: Das hat Sie verletzt. Und das verletzt Sie noch.
Kl38: Ja. (Pause) Ich war ihr nie wichtig. Ich bin immer mitgelaufen. Aber ich war nie wichtig.
Th39: Sie waren nie wichtig. Das zu spüren ist sehr schlimm.
Kl39: Ja. (Pause) Und ich habe das Gefühl, ich muss was machen. (Pause) Ich habe auch das Gefühl, dass ich ein schlimmer Sohn bin, dass ich nicht oft genug hinkomme. Ich müsste eigentlich jetzt für Mutter etwas tun, dass sie nicht alleine in diesem Haus da rum vegetiert, aber ich kann nichts machen. Ich kann nur etwas machen, wenn sie mir ein Signal gibt. Ich bin ohnmächtig.
Th40: Im Grunde sind Sie wie gelähmt. Im Grunde nehmen Sie ihr noch übel, dass sie Sie so behandelt hat.
Kl40: Sie gibt mir aber das Signal: Eigentlich warte ich auf dich. Dabei kommt auch so dieses Schuldgefühl hoch: Ich mache was falsch. Ich bin zu spät gekommen, ich bin zu selten gekommen, ich ...
Th41: Aber im Grunde gibt es zwei Tendenzen bei Ihnen: Eine heißt: Du musst dich kümmern; die andere heißt aber: Ich will mich nicht kümmern.
Kl41: Ja. (Pause) Und das macht mir ein schlechtes Gewissen.

Th42: Die Tendenz, die sagt „du musst dich kümmern“, macht Ihnen ein schlechtes Gewissen.

Kl42: Ja.

11.3 Kommentar

Kl2: Die Aussage des Klienten geht auf eine psychosomatische Verarbeitungsstruktur zurück: Der Klient will nicht „zur Last fallen“ und die Erwartungen des Therapeuten nicht verletzen. Solche Aspekte sind therapeutisch wichtige „Spuren“, denen ein Therapeut folgen kann: Er kann sie explizit machen und den Klienten einladen, ihnen zu folgen. Da der Klient aber offenbar eine Spur verfolgen will, tut der Therapeut dies: Und das bedeutet, dass dann alle anderen Spuren zurückgestellt werden.

Kl3: Der Klient zeigt einen konstruktiven Vorspann: In diesem Fall sollte der Therapeut folgen, bis der Klient zu einem wichtigen Punkt kommt, und dann erst vertiefen.

Th4/Th5: Das macht der Therapeut auch: Er verbalisiert, vertieft aber nicht und steuert auch nicht.

Kl5: Nun hat der Klient ein wichtiges Thema: Die Wut auf seine Mutter. Nun kann der Therapeut „einsteigen“.

Kl6: Der Klient setzt jedoch den Vorspann noch fort.

Th8: Der Therapeut versucht, nun in einen Klärungsprozess einzusteigen.

Th10: Der Therapeut stellt eine vertiefende Frage: Eine Frage nach den der Wut zugrundeliegenden Appraisal-Prozessen.

Kl10: Der Klient macht mehrere Spuren auf; auch eine Nebenspur: Er schämt sich, wenn Leute seine Mutter so sehen. Klar ist, dass es aber *um ihn und seine Mutter* geht, nicht um „Leute“. Also sollte der Therapeut *dieser Spur* folgen.

Th11: Was er dann auch tut.

Kl11: Im ersten Anlauf kann der Klient die Frage noch nicht beantworten. Er bemüht sich zwar, ist aber noch nicht in einer internalen Perspektive.

Th12: Was den Therapeuten veranlasst, den Prozess weiter anzuregen: Er hält den Klienten bei der Frage und regt erneut eine internale Perspektive an.

Kl12: Die relevanten Aspekte werden langsam klarer; der Klient macht eine Pause und geht in einen internalen Prozess; daraufhin wird ein wesentlicher Aspekt deutlich: Sie will mir wehtun.

Kl13: Dem Klienten wird deutlich, dass er ständig Vorwürfe bekommt.

Th18: Der Therapeut sorgt dafür, dass der Klient in seinem Klärungsprozess wirklich nur *einer* Frage folgt.

Th19: Und stellt dann mit diesem Aspekt eine erneute, vertiefende Frage.

Kl19: Was einen Klärungsprozess beim Klienten in Gang bringt: Der Klient sitzt wie erstarrt, Augen auf unendlich, guckt den Therapeuten nicht an, denkt angestrengt nach.

Kl21: Eine wesentliche Erkenntnis: Er empfindet das Verhalten seiner Mutter als Signal, nicht geliebt zu werden.

Th25: Der Therapeut macht hier eine Explizierung: Er formuliert etwas, der Klient meint, was er aber nicht explizit ausgesprochen hat.

Kl25: Der Klient akzeptiert die Explizierung.

Th27: Streng genommen hat der *Klient* es gar nicht gesagt: Der Therapeut hat es gesagt. Es ist aber evident: Wenn ein Therapeut eine Explizierung macht, die der Klient akzeptiert, ist es so, als hätte er die Erkenntnis selbst gehabt und auch, als hätte er sie selbst formuliert. Nach Kurzem ist der Klient auch sicher, dass es so war. Daher gilt: *Zutreffende Explizierungen bringen den Klienten zu wesentlichen Erkenntnissen.*

Kl27: Die erneute Explizierung aktiviert wesentliche Prozesse beim Klienten.

Th28: Das ist die wesentlichste therapeutische Technik zur Aktivierung von Schemata: Der Therapeut rekonstruiert eine zentrale Auslöse-Situation, sagt sie dem Klienten nochmal mit der Instruktion, die Inhalte auf sich wirken zu lassen. In aller Regel führt dies zu einer starken Schema-Aktivierung.

Kl28: Tatsächlich führt dies zu relevanten Prozessen beim Klienten.

Kl31: Der Klient kommt aber selbst von seiner Traurigkeit wieder ab: Es werden Aspekte von Enttäuschung und Wut aktiviert. Dann aber auch wieder von Traurigkeit.

Der Klient hat beide Aspekte: Wie die Mutter mit ihm umgegangen ist, hat starke Traurigkeit bei ihm ausgelöst; später dann aber auch Wut und die Tendenz, so nicht mehr mit sich umgehen zu lassen.

Kl32: Der Klient wünscht sich noch immer von seiner Mutter, Signale von Liebe und Wichtigkeit zu bekommen: Dies ist (neben den Normen) ein wesentlicher Grund dafür, sich nicht von der Mutter abzulösen: Der Klient weist damit eine dysfunktionale Hoffnung auf, die therapeutisch irgendwann einmal bearbeitet werden sollte.

Kl33: Im Augenblick ist aber die Wut ein stärkeres Thema: Er ärgert sich darüber, dass Mutter Dinge von ihm erwartet, die ihr aus seiner Sicht nicht zustehen.

Kl34: Der Klient hat den Eindruck, Mutter war nie für ihn da und sie ist es auch heute nicht.

Kl36/Kl37: Trauer kommt wieder hoch: Das Gefühl, nicht wichtig gewesen zu sein; die Verletzung, dass sein Bruder Paul immer wichtiger war.

Kl38: Und das Gefühl, etwas machen zu müssen, um wichtig zu werden.

Th40: Der Klient ist ambivalent: Es gibt eine Tendenz, sich zu kümmern, aus Normen heraus und auch, um wichtig zu werden; es gibt aber auch eine Tendenz aus der Wut heraus, sich nicht zu kümmern und sie auflaufen zu lassen.

Das Gespräch hat viele wichtige Spuren aufgemacht, die Therapeut und Klient nun systematisch verfolgen können:

- Die Trauer darum, nie wichtig gewesen zu sein.
- Die sich daraus ergebenden Schemata.
- Die Verletzung, dass der Bruder wichtiger war.
- Die Wut darüber, so schlecht behandelt worden zu sein und zu werden.
- Die Tendenz, sich wichtig zu machen.
- Die Norm, sich zu kümmern.

11.4 Beispiel 2: Klientin mit dependenter Persönlichkeitsstörung

Es handelt sich um eine 39-jährige Klientin, die aus zwei Anlässen in die Therapie kommt:

- Sie hat Probleme auf der Arbeit, sie hat den Eindruck, „gemobbt“ zu werden.
- Sie hat, seit sie vor zwei Jahren ein Kind bekommen hat, Probleme mit ihrem Ehemann.

Wir haben ihr die Diagnose „dependente Persönlichkeitsstörung“ gegeben. Das Transkript stammt aus dem Anfang der achten Stunde.

11.5 Das Transkript

Th1: Woran wollen Sie heute arbeiten?

Kl1: Ja, ich möchte nochmal am, am Punkt Partnerschaft einsteigen. Da waren wir die letzten Male ja auch schon dran.

Th2: Ja, ok.

Kl2: Also, es ist im Moment irgendwie ein bisschen schwierig mit mir und meinem Mann.

Th3: Was macht es schwierig?

Kl3: Ach, das ist so diese Kleinigkeit im Alltag sich darüber zu einigen, wer jetzt welche Hausarbeiten macht und wer sich um das Kind kümmert und ... es ist irgendwie alles immer so, so, also schwerfällig. Das macht die Stimmung häufig auch dann schlecht.

Th4: Mmh. Das heißt, das belastet Sie, dass es diese Probleme gibt.

Kl4: Ja, es belastet mich und es sind halt so Probleme, die immer wieder kommen und es sind auch immer so Kleinigkeiten bei denen es dann los geht und ähm...

Th5: Können Sie mal eins schildern? Das wir uns das mal etwas konkreter anschauen.

Kl5: Ja, ach das ist zum Beispiel schon so, wenn ich jetzt am Wochenende was machen will. Also, ich will mich jetzt mit Freundinnen zum Beispiel treffen. Muss ich das ja jetzt insbesondere seitdem wir ein Kind haben, mit meinem Partner absprechen.

Th6: Ja.

Kl6: Ich kann ja nicht einfach sagen, ich gehe jetzt, sondern ich muss dann quasi mit ihm aushandeln, ob er so lange auf das Kind aufpasst.

Th7: Sie müssen mit ihm verhandeln.

Kl7: Und er sagt auch immer, ist alles kein Problem, Schatz und mach’ das, aber ähm, irgendwie ist es dann doch immer so ein bisschen unentspannt zwischen uns.

Th8: Was meinen Sie mit unentspannt? Was ist da? Was stört Sie?

Kl8: Ja, ich habe manchmal so den Eindruck, dass wird ihm dann doch zu viel. Und ähm, er sagt dann immer, ist schon okay und mach’ mal was mit Freundinnen und es tut dir gut, aber ...

Th9: Sie glauben es ihm nicht?

Kl9: Ja, ich denke dann immer schon, ja das sagt er jetzt, aber fände er es nicht eigentlich doch besser, wenn ich zu Hause bleibe.
Th10: Aber Sie sagen, dass ist *Ihre* Idee? Das heißt, das sagt er gar nicht so.
Kl10: Also, nein, nein, ganz im Gegenteil. Er sagt ja, das tut dir gut und nimm' dir die Zeit, Schatz, und so. Aber ich weiß ja auch, er hockt da zu Hause und kann in der Zeit nichts anderes machen und muss auf das Kind aufpassen.
Th11: Was denken Sie jetzt? Sie denken doch, dass er, dass da irgendetwas bei ihm ausgelöst wird. Sie befürchten da irgendetwas.
Kl11: Naja, dass es ihm halt zu viel wird.
Th12: Dass es ihm zu viel wird.
Kl12: Dass er irgendwann dann doch irgendwie ärgerlich wird oder so. Oder sagt, du hast mir irgendwie den Tag versaut oder so. Das sagt er jetzt nicht, aber …
Th13: Ja ja, das ist okay, er sagt es nicht, aber Sie denken es trotzdem oder befürchten das eigentlich.
Kl13: Ach, man kann es ja nicht ausschließen. Also, ich achte ja schon immer viel darauf, dass es nicht passiert. Also, dass ich zwischendurch auch noch darauf achte, wann hat er dann mal den Abend frei und kann was mit seinen Kumpels machen.
Th14: Sie sind immer bemüht, einen Ausgleich zu schaffen?
Kl14: Ja, genau.
Th15: Dass Ihre Befürchtung nicht eintritt.
Kl15: Genau, aber das mit dem Ausgleich. Ist eben nicht immer so leicht.
Th16: Das ist klar.
Kl16: Aber ich achte darauf, ja.
Th17: Was ist denn genau Ihre Befürchtung? Ich würde ganz gerne mal gucken, was Ihre Befürchtung vom Gefühl her ist. Muss ja gar nicht realistisch sein. Sie sagen Ihr Mann beschwert sich ja auch gar nicht, aber trotzdem haben Sie ja so ein Gefühl von „irgendetwas stimmt nicht“, irgendetwas ist bedrohlich. Wenn Sie dem mal folgen. Was sagt Ihnen Ihr Gefühl, was könnte passieren?
Kl17: Naja, dass das schon irgendwie die Partnerschaft belastet.
Th18: Dass es die Partnerschaft belastet. Wie? Was könnte schlimmstenfalls passieren?
Kl18: Na, ich glaube nicht, dass er gehen würde, das kann ich mir bei ihm nicht vorstellen, nee, das wird er nicht machen. Aber schon so, dass er dann irgendwie sauer ist oder so.
Th19: Dass er sauer ist. Ja. Und wenn Sie das einfach mal weiter verfolgen diese Idee. Also, ich würde Ihnen zustimmen, wahrscheinlich würde gar nichts passieren oder er würde es offen thematisieren und Sie könnten darüber reden. Aber wenn Sie einfach mal Ihrem Gefühl folgen. Er ist sauer und dann, was sagt Ihnen Ihr Gefühl? Ihr Gefühl sagt Ihnen doch, irgendetwas Schlimmes könnte passieren, irgendetwas ist bedrohlich. Ich würde gerne mal mit Ihnen gemeinsam herausfinden, was sagt Ihnen Ihr Gefühl.
Kl19: Naja, mein Gefühl sagt mir, ich muss ihn wieder zufrieden kriegen, ne.
Th20: Und wenn nicht, was dann?
Kl20: Na, dann ist er sauer.
Th21: Und dann?

Kl21: Na, dann bleibt es vielleicht nicht bei dem einen Tag, wo er sauer ist.
Th22: Mmh, er ist dann richtig sauer auf Sie, und dann?
Kl22: Ja, dass er dann auch irgendwann weniger Bock auf die Partnerschaft haben könnte.
Th23: Dass er immer weniger Bock darauf hat, die Partnerschaft weiterzuführen. Und dann verlässt er sie irgendwann.
Kl23: Glaube ich jetzt nicht, aber …
Th24: Ja, aber ich finde nochmal wichtig, dass Sie genau gucken. Ne, von Ihrer Realitätseinschätzung her würden Sie sagen, dass kann nicht sein.
Kl24: Nein.
Th25: Aber eigentlich, wir hatten ja mal über Schemata gesprochen, und ein Schema sagten Sie auch, ist so eine Befürchtung: Beziehungen sind nicht verlässlich: Sie könnten verlassen werden. Und ich habe das Gefühl, hier kommt wieder so etwas, dass Sie eigentlich denken, er könnte gehen, er könnte einfach alles hinschmeißen.
Kl25: Ja, auch gar nicht unbedingt gehen, aber sich überhaupt anfangen sich zu distanzieren vielleicht.
Th26: Anfangen, sich zu distanzieren.
Kl26: Ja.
Th27: Er will mehr Distanz schaffen und …
Kl27: Ja.
Th28: Was kann das für Sie heißen? Wenn Sie einfach mal gucken, wir wissen, es ist nicht realistisch, aber vom Gefühl her ist es ja da, die Befürchtung ist da. Und ich würde Sie mal einladen, lassen Sie uns diese Befürchtung ernst nehmen.
Kl28: Mmh.
Th29: Von der Befürchtung her, was würde das heißen, er würde sich distanzieren. Was dann? Was sagt Ihnen Ihr Schema? Was sagt Ihnen Ihr Gefühl?
Kl29: Ja, das ist dann wie, als ob sowas ins Rollen kommt, was ich dann nicht mehr aufhalten kann.
Th30: Ja, dass da irgendetwas ins Rollen kommt, was Sie dann nicht mehr aufhalten können.
Kl30: Genau, und dass ich es dann auch nicht mehr ändern kann. Dass ich ihn dann nicht mehr umstimmen kann. Dass dann einmal der Schaden passiert ist und dann …
Th31: Ja. Das heißt, die Befürchtung heißt: er distanziert sich dann immer weiter, es wird immer schlimmer. Und Sie können nichts tun.
Kl31: Mmh. Ja, das befürchte ich.
Th32: Aber eigentlich auch gleichzeitig dann so eine Befürchtung, Sie sind eigentlich dann irgendwann hilflos. Dann können Sie nichts mehr machen.
Kl32: Genau, dass an irgendeiner Stelle genau. Dann könnte ich es nicht mehr ändern und sein Gefühl würde so bleiben. Und dann, ja. Dann stehe ich alleine da.
Th33: Dann stehen Sie alleine da. Das wäre so, was die schlimmste Befürchtung ist. Er geht weg, er distanziert sich, Sie stehen alleine da und eigentlich können Sie nichts mehr machen.
Kl33: Mmh.

Th34: Lassen Sie uns doch nochmal einen Schritt weiter gehen. Ich weiß nicht, ob Sie es sich vorstellen können, Sie stehen alleine da. Was wäre das Schlimmste daran?
Kl34 (überlegt): Ich weiß nicht, ob ich das aushalten könnte.
Th35: Mmh. Sie wissen nicht, ob Sie es aushalten könnten. Was für ein Gefühl ist denn damit verbunden? Mit dem Aushalten, nicht aushalten?
Kl35: Na, ich merke das, wenn ich schon nachdenke, dass es mir die Kehle so zuschnürt, dass ich. Also, ich will nicht, dass es so weit kommt.
Th36: Ja. Sie wissen, dass es nicht so weit kommt. Aber Sie haben das Gefühl, wenn es so käme, dann würden Sie überschwemmt von dem Gefühl oder was würden Sie sagen? Es hört sich so an, als hätten Sie den Eindruck, das Gefühl würde Sie vernichten.
Kl36: Es ist so ein Zustand aus dem ich nicht mehr rauskomme.
Th37: Ja.
Kl37: So, bis ans Ende aller Tage, dann da allein zu sitzen.
Th38: Ja, das ist so ein Gedanke. Dann geht das gar nicht mehr, dann kommen Sie da gar nicht mehr raus. Eigentlich haben Sie dann auch nicht die Möglichkeit raus zu kommen. Sie können das dann auch gar nicht mehr.
Kl38: Ist auch ganz egal, was ich tue, das hilft dann nicht mehr. Das ist dann zu spät. Das habe ich mir eingebrockt und dann sitze ich da eben.
Th39: Mmh.
Kl39: Und auch noch mit dem Gefühl selbst schuld daran zu sein.
Th40: Ja. Also haben wir einmal so einen Gedanken: wenn Sie Fehler machen in der Beziehung, wenn Sie Ihren Partner verärgern, dann könnte der gehen. Also wieder so ein Aspekt von „Beziehungen sind nicht verlässlich", der bleibt gar nicht bei mir. So ein weiterer Gedanke, ich bin dann allein, ich kann es nicht aushalten und komme da eigentlich nicht wieder raus.
Kl40: Ja oder ich kann es dann vielleicht sogar aushalten, aber das ist dann irgendwie kein Leben mehr.
Th41: Ja, ja.
Kl41: So, das macht dann auch alles keinen Unterschied mehr.
Th42: Wie meinen Sie das? Es macht keinen Unterschied mehr.
Kl42: Ob ich noch irgendetwas versuche oder nicht. Ob ich noch irgendetwas mache oder nicht. Das …
Th43: Wieso? Was soll das heißen, es macht keinen Unterschied mehr?
Kl43: Es ist alles so sinnlos, da ist ja keiner mehr. Keiner mehr, den ich erreichen kann.
Th44: Ja. Sie hätten auch an der Stelle nicht die Idee, Sie könnten einen neuen Partner finden. Diese Idee gibt es eigentlich gar nicht.
Kl44: Ich bin mir sicher, dass ich genau das tun würde, aber in dem Moment ist das Gefühl erst mal nicht da.
Th45: Mmh.
Kl45: Oder auch so ein Gefühl von, selbst wenn ich dann einen neuen Partner finden würde, das wäre nicht das Gleiche oder dass es das trotzdem nicht mehr gut macht.
Th46: Dass es das trotzdem nicht mehr gut macht? Das es was genau nicht gut macht?

Kl46 (überlegt): Ähm, das ist schwer zu sagen, dieses Gefühl von Eingebundensein.
Th47: Mmh. Das geht verloren, das Gefühl von Eingebundensein, wäre dann verloren.
Kl47: Ja genau.
Th48: Das klingt ja so, als wäre es irgendeine Art von endgültigem Verlust. Wenn der Partner geht, das ist so eine Art von endgültigem Verlust. Was Sie nicht wieder ausgeglichen kriegen, was Sie nicht wieder kompensiert kriegen.
Kl48: Ja, ich weiß, dass das Quatsch ist, aber das ist als ob da dann irgendetwas in mir kaputt gehen würde oder irgendetwas zerbrechen würde, und dann ... das nicht mehr heile zu kriegen ist.
Th49: Haben Sie eine Idee, was dieses etwas ist, was dann kaputt gehen würde? Es ist eine schwierige Frage, ich weiß, aber vielleicht haben Sie ja irgendeine Idee. Worum geht es dabei? Was wäre dann tatsächlich verloren?
Kl49 (überlegt): So als, ist wirklich schwer zu sagen, aber so als ob dann irgendwie das Herz rausgerissen wurde und dann ...
Th50: Ja.
Kl50: Ähm, dann kriege ich das nicht mehr heile.
Th51: Ja.
Kl51: Dann ist alles danach nur noch so ein Versuch es erträglich zu machen.
Th52: Ja, ja, ja. Das heißt Verlust heißt nicht nur einfach Ihr Partner ist weg, sondern das was ganz elementares ist weg. Das Herz ist raus irgendwie.
Kl52: Das ist als ob dann so ein Teil in mir dann zerbrochen ist, der nicht mehr ... der dann so wie tot ist.
Th53: Ja, etwas zerbricht in Ihnen. Das ist eigentlich nicht mehr reparierbar.
Kl53: Ja, so im Sinne von ‚ich könnte es dann aushalten, aber ich wäre dann auch gar nicht mehr dieselbe'.
Th54: Mmh. Sie sind dann nicht mehr dieselbe. Das heißt Ihre Identität ist eigentlich nicht mehr da.
Kl54: Mmh. Genau und deswegen darf das ja auch nicht passieren.
Th55: Das ist etwas maximal Bedrohliches: Der Verlust zerstört Sie selbst, zerstört Ihre Identität.
Kl55: Ja, der Gedanke ist kaum auszuhalten.
Th56: Wo Sie den Eindruck haben, da muss ich ganz viel für tun, dass das nicht so weit kommt.
Kl56: Mmh. Genau, nicht mal in die Nähe von dem.
Th57: Mmh und dafür würden Sie aber auch tatsächlich sehr viel tun, um das zu verhindern.
Kl57: Jaja, ich glaube ja, dass es notwendig ist. Deswegen denke ich dann auch in solchen Momenten mit meinen Partner dann eher: ach komm' du machst das mal nicht.
Th58: Du machst was nicht?
Kl58: Irgendetwas verlangen oder irgendwie ähm ihm irgendwelche Pläne durchkreuzen oder. Selbst wenn ich es dann gerne machen würde, aber dieses Gefühl, dass ist es dann überhaupt nicht wert.
Th59: Um diese Angst zu bekämpfen, würden Sie von sich viel aufgeben.
Kl59: Was heißt aufgeben; ich tue es dann einfach nicht.

Th60: Aber Sie sehen, dass Sie etwas tun oder nicht tun, nicht weil Sie es tun oder nicht tun *wollen*, sondern Sie tun es aus Angst.

Kl60: Aber ich tue es ja auch für meinen Mann.

Th61: Ja, das tun Sie auch. Aber Sie tun es im Wesentlichen, um nicht verlassen zu werden.

Kl61: Ja. (Pause) Ich habe schnell die Angst, er könnte mich verlassen.

Th62: Das löst bei Ihnen dann aber immer sofort Alarm aus.

Kl62: Ja, es könnte eben schon zu viel sein. Ja und trotzdem merke ich, es geht so ja nicht ich … Ich bin ja nicht zufrieden, wenn ich alles zurückstelle.

Th63: Das ist auch was, was Ihnen jetzt im Laufe der Zeit immer klarer wird, dass Sie das eigentlich nicht mehr wollen, ne, Sie sind sich auch wichtig.

Kl63: Ja.

Th64: Das heißt es wird eigentlich ein zunehmender Konflikt in Ihnen. Eine Tendenz sagt: ja, halt den Ball flach, dann gibt es keine Konflikte. Und eine andere Tendenz sagt auch: nee.

Kl64: Naja, ich merke ja auch, dass es mir nicht gut tut. Aber es ist dann eben so schwierig, aber immer so ein Gefühl den schmalen Grad treffen zu müssen. Das ist schwer, dann einfach nur das zutun was ich gerade will.

Th65: Ja und immer diese andere Tendenz, die kommt und sagt: nee, nicht.

Kl65: Genau, dieses ‚pass auf und überlege lieber vorher nochmal und …‘

Th66: Und die andere Tendenz sagt: sei vorsichtig, sei vorsichtig, keine Konflikte. Konflikte sind gefährlich.

Kl66: Ja, gar nicht mal so Konflikte, aber mehr im Sinne von ‚strapaziere es nicht zu sehr‘.

Th67: Danke Ihnen.

11.5.1 Kommentar

Kl2: Es ist typisch für Klienten mit dependenter Störung, dass sie interaktionelle Probleme bagatellisieren.

Th3: Der Therapeut stellt aber sofort eine konkretisierende Frage.

Kl3: Man kann schon vermuten, dass es bei den „Kleinigkeiten“ weniger um die alltäglichen Probleme geht, sondern um grundlegende Schemata.

Th4: Der Therapeut versucht, nicht-euphemistisch zu verbalisieren.

Kl4: Der Klient geht dabei mit (der Therapeut hatte eher mit Bagatellisierung gerechnet).

Th5: Der Therapeut steuert wieder auf konkrete Schilderung hin.

Kl5: Die Klientin wird konkreter.

Kl6: Die Klientin muss verhandeln – das ist für eine dependente Klientin schwierig.

Kl7: Deutlich wird auch, dass *sie* Probleme antizipiert, dass diese aber real von ihm gar nicht ausgehen.

Kl8: Sie sieht Probleme aufgrund ihrer Schemata voraus.

Th10: Der Therapeut macht dies deutlich.

Th11: Der Therapeut versucht, die Befürchtungen weiter zu klären.

Kl12: Die Klientin konkretisiert dann auch.

Th14: Der Therapeut macht deutlich, dass sie versucht, schon im Voraus Ausgleich zu schaffen.

Th17: Der Therapeut versucht, die Gründe der Befürchtung weiter herauszuarbeiten.

Kl19: Die Klientin geht zunächst nicht an das „heiße Eisen" heran.

Th22: Der Therapeut bleibt jedoch dran: Er versucht, die schlimmste Befürchtung deutlich zu machen.

Th23: Schließlich wird deutlich, dass es um die Angst geht, verlassen zu werden.

Th24: Der Therapeut macht hier etwas, was oft wichtig ist: Er macht deutlich, dass aus Realitätssicht keine Gefahr besteht (und dass er hier mit der Klientin einer Meinung ist); dass aber das Schema trotzdem eine Gefahr signalisiert.

Th25: Hier geht der Therapeut auf den schon früher eingeführten Schema-Begriff zurück.

Th28: Der Therapeut fordert die Klientin auf, ihre Schema-Befürchtung ernst zu nehmen und sie weiter zu klären.

Kl29: Hier wird eine weitere Befürchtung deutlich: Falls die Beziehung in eine Krise geraten sollte, kann die Klientin das nicht mehr aufhalten.

Th31/32: Der Therapeut bringt die Befürchtung nochmal auf den Punkt.

Kl32: Die Klientin geht mit.

Th34: Der Therapeut möchte noch einen Schritt weiter klären.

Kl34: Die Klientin macht deutlich, dass ihr der Gedanke Angst macht.

Th35: Der Therapeut ermuntert die Klientin aber, dabei zu bleiben.

Kl38: Die Klientin hat klärungsmäßig einen großen Schritt gemacht. Dabei kann man es erst einmal bewenden lassen: Die Erkenntnis sollte erst einmal wirken; vielleicht muss sie auch nochmal vollzogen werden, weil die Klientin sie wieder vermeidet.

Kl39: Die Klientin geht nun auf einen neuen Aspekt über: Sie markiert, dass sie das Thema so stehen lassen will.

Th40: Der Therapeut fasst die Inhalte noch einmal zusammen, damit sie noch einmal markiert werden.

Kl40: Danach geht die Klientin nicht weiter im Klärungsprozess: Das ist auch ok, sie hat einen großen Schritt gemacht und daher akzeptiert der Therapeut dies.

Th46/Kl46: Therapeut und Klientin klären nun noch Aspekte des Bedrohungsgefühls.

Th54: Der Therapeut geht noch einen Schritt weiter: Die Klientin befürchtet, durch den Verlust des Partners einen Teil ihrer Identität zu verlieren.

Kl55: Und es wird deutlich, dass dieser Gedanke für die Klientin stark bedrohlich ist.

Th56: Der Therapeut lenkt dann wieder auf einen „weniger heißen" Aspekt: Auf das Handeln, das die Klientin ausführt, um die Bedrohung zu verhindern.

Th59: Der Therapeut macht deutlich, dass die Klientin sehr viel tun würde, um etwas gegen diese Ängste zu tun.

Th64: Und schließlich wird noch deutlich, dass die Klientin es nicht mehr will, dass sie immer ihre Wünsche zurückstellt: Sie bemerkt, dass sie Kosten hat und dass sie die Kosten nicht mehr will.

Literatur

Atkinson, J. W. (1954). Explorations using imaginative thought to assess the strength of human motives. In M. R. Jones (Ed.), *Nebraska symposium on motivation* (pp. 56–111). Nebraska: Lincoln.

Atkinson, J. W. (1958a). *Motives in fantasy, action, and society*. Princeton, NJ: Van Nostrand.

Atkinson, J. W. (1958b). Thematic apperceptive measurement of motives within the context of a theory of motivation. In J. W. Atkinson (Ed.), *Motives in fantasy, action, and society* (pp. 596–616). Princeton, NJ: Van Nostrand.

Atrops, A. & Sachse, R. (1994). Vermeiden psychosomatische Klienten die Klärung eigener Motive? Eine empirische Untersuchung mit Hilfe des Focusing. In M. Behr, U. Esser, F. Petermann, R. Sachse & R. Tausch (Hrsg.), *Jahrbuch für Personenzentrierte Psychologie und Psychotherapie* (S. 41–59). Köln: GWG-Verlag.

Bartlett, F. C. (1932). *Remembering*. Cambridge, UK: Cambridge University Press.

Bastick, T. (1982). *Intuition. How we think and act*. New York: Wiley.

Baumann, N. & Kuhl, J. (2003). Self-Infiltration: Confusing assigned tasks as self-selected in memory. *Personality and Social Psychology Bulletin, 29,* 487–497. http://doi.org/10.1177/0146167202250916

Beck, A. T. (1963). Thinking and depression; 1: Idiosyncratic content and cognitive distortions. *Archives of General Psychiatry, 9*, 324–333. http://doi.org/10.1001/archpsyc.1963.01720160014002

Beck, A. T. (1964). Thinking and depression; 2: Theory and therapy. *Archives of General Psychiatry, 10*, 561–571. http://doi.org/10.1001/archpsyc.1964.01720240015003

Beck, A. T. (1967). *Depression: Clinical, experimental, and theoretical aspects*. New York: Harper & Row.

Beck, A. T. (1970a). Cognitive therapy: Nature and relation to behaviour therapy. *Behavior Therapy, 1*, 184–200.

Beck, A. T. (1970b). The core problem in depression: The cognitive triad. In J. Masserman (Ed.), *Depression: Theories and therapies* (pp. 47–55). New York: Grune and Stratton.

Beck, A. T. (1973). *The diagnosis and management of depression*. Philadelphia, PA: University of Pennsylvania Press.

Beck, A. T. (1976). *Cognitive therapy and the emotional disorders*. New York: International Universities Press.

Beck, A. T. (1979). Kognitive Therapie: Beschreibung und Beziehung zur Verhaltenstherapie. In R. van Quekelberghe (Hrsg.). *Modelle kognitiver Theorien* (S. 103–116). München: Beltz.

Beck, A. T. & Greenberg, R. (1979). Kognitive Therapie bei der Behandlung von Depressionen. In N. Hoffmann (Hrsg.), *Grundlagen kognitiver Therapien* (S. 177–203). Bern: Hans Huber.

Beck, A. T., Rush, A. J., Shaw, B. F. & Emery, G. (1979). *Cognitive therapy of depression*. New York: Guilford Press.

Beckmann, J. (1997). *Alienation and Conformity*. München: Max-Planck-Institut für psychologische Forschung.

Bock, H. (1990). *Semantische Relativität*. Göttingen: Hogrefe.

Brunstein, J. C. (1993). Personal goals and subjective well-being: A longitudinal study. *Journal of Personality and Social Psychology, 65,* 1061–1070. http://doi.org/10.1037/0022-3514.65.5.1061

Brunstein, J. C. (1995). *Motivation nach Mißerfolg*. Göttingen: Hogrefe.

Brunstein, J. C. (2001). Persönliche Ziele und Handlungs- versus Lageorientierung: Wer bindet sich an realistische und bedürfniskongruente Ziele? *Zeitschrift für Differentielle und Diagnostische Psychologie, 22,* 1–12.

Brunstein, J. C. (2006). Implizite und explizite Motive. In J. Heckhausen & H. Heckhausen (Hrsg.), *Motivation und Handeln* (S. 303–329). Heidelberg: Springer.

Brunstein, J. C., Lautenschlager, U., Nawroth, B., Pöhlmann, K. & Schultheiß, O. (1995). Persönliches Anliegen, soziale Motive und emotionales Wohlbefinden. *Zeitschrift für Differentielle und Diagnostische Psychologie, 16,* 1–10.

Brunstein, J. C. & Maier, G. W. (2005). Implicit and self-attributed motives to achieve: Two seperate but interacting needs. *Journal of Personality and Social Psychology, 89*, 205–222. http://doi.org/10.1037/0022-3514.89.2.205

Brunstein, J. C. & Schultheiß, O. C. (1996). Persönliche Ziele, soziale Motive und Dimensionen des affektiven Erlebens. *Abschlußbericht zum DFG-Projekt. BR 1056/2-1;* Universität Erlangen-Nürnberg.

Brunstein, J. C., Schultheiß, O. C. & Grässmann, R. (1998). Personal goals and emotional well-being: the moderating role of motive dispositions. *Journal of Personality and Social Psychology, 75,* 494–508. http://doi.org/10.1037/0022-3514.75.2.494

Bullmann, F. (2006). Die Bedeutung von Klärungsprozessen in der Psychotherapie. In R. Sachse & P. Schlebusch (Hrsg.), *Perspektiven Klärungsorientierter Psychotherapie* (S. 191–206). Lengerich: Pabst.

Collins, A. M. & Loftus, E. F. (1975). A spreading-activation theory of semantic processing. *Psychological Review, 82*, 407–428. http://doi.org/10.1037/0033-295X.82.6.407

Crocker, J., Fiske, S. T. & Taylor, S. E. (1984). Schematic bases of belief change. In J. R. Eiser (Eds.), *Attitudinal judgement* (pp. 197–226). New York: Springer.

Dollard, J. & Miller, M. E. (1950). *Personality and Psychotherapy*. New York: McGraw Hill.

Ebner, N. C. & Freund, A. M. (2009). Annäherungs- vs. Vermeidungsmotivation. In V. Brandstätter & J. Otto (Hrsg.), *Handbuch der Allgemeinen Psychologie – Motivation und Emotion* (S. 72–78). Göttingen: Hogrefe.

Ehrlich, H. & Graeven, D. (1971). Reciprocal self-disclosure in a dyad. *Journal of Experimental Social Psychology, 7*, 389–400. http://doi.org/10.1016/0022-1031(71)90073-4

Elliot, A. J. & Covington, N. V. (2001). Approach and avoidance motivation. *Educational Psychology Review, 13*, 73–92. http://doi.org/10.1023/A:1009009018235

Ellis, H. C. & Moore, B. A. (1999). Mood and Memory. In T. Dalgleish & M. Power (Eds.), *Handbook of Cognition and Emotion* (pp. 193–210). New York: Wiley.

Epstein, S., Pacini, R., Denes-Raj, V. & Heier, H. (1996). Individual differences in intuitive experiential and analytical-rational thinking styles. *Journal of Personality and Social Psychology, 71*, 390–405. http://doi.org/10.1037/0022-3514.71.2.390

Flammer, A. (1988). *Entwicklungstheorien*. Bern: Hans Huber.

Forgas, J. P. (1999). *Soziale Interaktion und Kommunikation*. Weinheim: Beltz.

Frohburg, I. & Sachse, R. (1992). Steuerungseffekte im Verlauf der Psychotherapie oder: Wann arbeiten Klienten am intensivsten an der Klärung eigener Motive? In R. Sachse, G. Lietaer & W. B. Stiles (Hrsg.): *Neue Handlungskonzepte der Klientenzentrierten Psychotherapie* (S. 95–108). Heidelberg: Asanger.

Grawe, K. (1998). *Psychologische Therapie*. Göttingen: Hogrefe.

Heckhausen, H. (1963). *Hoffnung und Furcht in der Leistungsmotivation*. Meisenheim am Glan: Verlag Anton Hain.

Heckhausen, H., Gollwitzer, P. M. & Weinert, F. E. (1987). *Jenseits des Rubikon: Der Wille in den Humanwissenschaften.* Berlin: Springer. http://doi.org/10.1007/978-3-642-71763-5

Heckhausen, H. & Kuhl, J. (1985). From wishes to action: The dead-ends and short-cuts on the long way to action. In M. Frese & J. Sabini (Hrsg.), *Goal-directed behavior: The concept of action in psychology* (pp. 134–160). Hillsdale, NJ: Erlbaum.

Hedlund, S. & Rude, S. S. (1995). Evidence of latent depressive schemas in formerly depressed individuals. *Journal of Abnormal Psychology, 104,* 517–525. http://doi.org/10.1037/0021-843X.104.3.517

Herrmann, T. (1965). *Psychologie der kognitiven Ordnung.* Berlin: de Gruyter.

Herrmann, T. (1982). *Sprechen und Situation.* Berlin: Springer. http://doi.org/10.1007/978-3-662-13022-3

Hörmann, H. (1976a). *Meinen und Verstehen: Grundzüge einer psychologischen Semantik.* Frankfurt: Suhrkamp.

Hörmann, H. (1976b). The concept of sense constancy. *Lingua, 39,* 269–280.

Hörmann, H. (1983). *Was tun die Wörter miteinander im Satz? oder: Wieviele sind einige, mehrere und ein paar?* Göttingen: Hogrefe.

Hörnig, R., Rauh, R. & Strube, G. (1993). EVENTS-II: Modeling event recognition. In G. Strube & K. F. Wender (Eds.), *The cognitive psychology of knowledge* (pp. 113–138). Amsterdam: North-Holland.

Jourard, S. M. (1964). *The transparent self: Self-disclosure and well-being.* Princeton, NJ: Van Nostrand.

Jourard, S. M. (1971). *Self-disclosure: An Experimental Analysis of the Transparent Self.* New York: Wiley.

Jourard, S. M. & Lasakow, P. A. (1958). A research approach to self-disclosure. *Journal of Abnormal and Social Psychology, 56,* 91–98. http://doi.org/10.1037/h0043357

Kramer, U. & Sachse, R. (2010). *Patient's and therapist's contribution to the clarification process: French validation of the BBBS on a borderline sample.* Poster presented on the symposium „Le trouble de la personalité borderline". Prilly, CH.

Kramer, U. & Sachse, R. (2013). Early clarification processes in client presenting with borderline personality disorder: Relations with symptom level and change. *Person-centered & Experiential Psychotherapies, 12* (2), 157–175. http://doi.org/10.1080/14779757.2013.804647

Kuhl, J. (1983a). Emotion, Kognition und Motivation: I. Auf dem Wege zu einer systemtheoretischen Betrachtung der Emotionsgenese. *Sprache und Kognition, 2* (1), 1–27.

Kuhl, J. (1983b). Emotion, Kognition und Motivation: II. Die funktionale Bedeutung der Emotionen für das problemlösende Denken und für das konkrete Handeln. *Sprache und Kognition, 2* (4), 228–253.

Kuhl, J. (1983c). *Motivation, Konflikt und Handlungskontrolle.* Berlin: Springer.

Kuhl, J. (1988). Functional characteristics of human self-control. *Behavioral and Brain Sciences, 11,* 688. http://doi.org/10.1017/S0140525X00054078

Kuhl, J. (1992). A theory of self-regulation: A new theory for old applications. *Applied Psychology: An International Review, 41,* 97–129. http://doi.org/10.1111/j.1464-0597.1992.tb00688.x

Kuhl, J. (1994). Handlungs- und Lageorientierung. In W. Sarges (Hrsg.), *Managementdiagnostik* (2. Auflage). Göttingen: Hogrefe.

Kuhl, J. (1995). *Introjektion, Alienation und Grübeln: Von rationalen Motivationsmodelle zu EEG-Korrelaten volitionaler Hemmung.* Unveröffentlichtes Manuskript. Universität Osnabrück.

Kuhl, J. (1996). Wille und Freiheitserleben: Formen der Selbststeuerung. In J. Kuhl & H. Heckhausen (Hrsg.), *Motivation, Volition und Handlung* (Enzyklopädie der Psychologie, Serie IV, Bd. 4, S. 665–765). Göttingen: Hogrefe.

Kuhl, J. (2000). A functional-design approach to motivation and self-regulation: The dynamics of personality systems interactions. In M. Boekaerts, P.R. Pintrich & M. Zeidner (Hrsg.), *Handbook of self-regulation* (pp. 111–169). New York: Academic Press.

Kuhl, J. (2001). *Motivation und Persönlichkeit: Interaktionen psychischer Systeme*. Göttingen: Hogrefe.

Kuhl, J. & Beckmann, J. (1994). Alienation: Ignoring one's preferences. In Kuhl, J. & Beckmann, J. (Eds.), *Volition and Personality: Action versus state orientation* (pp. 375–390. Göttingen: Hogrefe.

Kuhl, J. & Kaschel, R. (2004). Entfremdung als Krankheitsursache: Selbstregulation von Affekten und integrative Kompetenz. *Psychologische Rundschau, 55* (2), 61–71. http://doi.org/10.1026/0033-3042.55.2.61

Kuhl, J. & Kazen, M. (1994). Self-discrimination and memory: State orientation and false self-ascription of assigned activities. *Journal of Personality and Social Psychology, 66,* 1103–1115. http://doi.org/10.1037/0022-3514.66.6.1103

Kuhl, J. & Koole, S. (2005). Wie gesund sind Ziele? Intrinsische Motivation, Affektregulation und das Selbst. In R. Vollmeyer & J. Brunstein (Hrsg.), *Motivationspsychologie und ihre Anwendung* (S. 109–127). Stuttgart: Kohlhammer.

Langens, T.A. (2009). Methoden der Motiv-, Motivations- und Volitionsdiagnostik. In V. Brandstätter & J.H. Otto (Hrsg.), *Handbuch der Allgemeinen Psychologie – Motivation und Emotion* (S. 94–107). Göttingen: Hogrefe.

Langens, T.A. & Sachse, R. (2014). Emotionspsychologie und Psychotherapie. In R. Sachse & T.A. Langens (Hrsg.), *Emotionen und Affekte in der Psychotherapie*. Göttingen: Hogrefe.

Mandler, J.M. (1979). Categorial and schematic organisation in memory. In C.R. Puff (Ed.), *Memory, organization and structure* (pp. 259–299). New York: Academic Press.

Martin, D.G. (1972). *Learning-based client-centered therapy*. Monterey, CA: Brooks/Cole.

McClelland, D.C. (1955). Measuring motivation in fantasy. In D.C. McClelland (Ed.), *Studies in motivation* (pp. 401–413). New York: Appleton.

McClelland, D.C. (1958). Methods of measuring human motivation. In J.W. Atkinson (Ed.), *Motives in fantasy, action, and society* (pp. 7–42). Princeton, NJ: Van Nostrand.

McClelland, D.C. & Atkinson, J.W. (1948). The projective expression of needs. I. The effect of different intensities of the hunger drive on perception. *Journal of Psychology, 25*, 205–232. http://doi.org/10.1080/00223980.1948.9917371

Müller, S. (2010). *Logik, Widerspruch und Vermittlung. Aspekte der Dialektik in den Sozialwissenschaften*. Wiesbaden: VS Verlag.

Neumann, W. & Sachse, R. (1992). Zielorientiertes Handeln im Focusing: Die Entwicklung überprüfbarer Handlungsmodelle für den Focusing-Prozeß. In R. Sachse, G. Lietaer & W.B. Stiles (Hrsg.), *Neue Handlungskonzepte der Klientenzentrierten Psychotherapie* (S. 161–174). Heidelberg: Asanger.

Norman, D.A. (1982). *Learning and memory*. San Francisco, CA: Freeman.

Norman, D.A. & Bobrow, D.G. (1975). On the role of active memory processes in perception and cognition. In C.N. Cofer (Ed.), *The structure of human memory*. San Francisco, CA: Freeman.

Pascual-Leone, J. (1990a). Reflections on life-span intelligence, consciousness and ego development. In C.N. Alexander & E. Langer (Eds.), *Higher stages of human development* (pp. 258–285). New York: Oxford University Press.

Pascual-Leone, J. (1990b). An essay on wisdom: Toward organismic processes that make it possible. In R.J. Sternberg (Ed.), *Wisdom: Its nature, origins and development* (pp. 244–278). New York: Cambridge University Press.

Pascual-Leone, J. (1991). Emotions, development, and psychotherapy: A dialectical-constructivist perspective. In J.D. Safran & L.S. Greenberg (Eds.), *Emotion, psychotherapy, and change* (pp. 302–335). New York: Guilford.

Piaget, J. (1929). *The child's concept of the world.* New York: Harcourt, Brace & World.

Piaget, J. (1945). *La formation du symbole chez l'enfant.* Neuchatel: Delachaux et Niestlé.

Piaget, J. (1952). *The origins of intelligence in children.* New York: International University Press. http://doi.org/10.1037/11494-000

Piaget, J. (1954). *The construction of reality in the child.* New York: Basic Books. http://doi.org/10.1037/11168-000

Piaget, J. (1976). *Die Äquilibration kognitiver Strukturen.* Stuttgart: Klett.

Popper, K.R. (1949). Was ist Dialektik? In E. Topitsch (Hrsg.), *Logik der Sozialwissenschaften* (S. 262–290). Köln: Kiepenheuer und Witsch.

Power, M.J. & Dalgleish, T. (1997). *Cognition and Emotion: From Order to Disorder.* Hove, UK: Psychology Press.

Püschel, O. & Sachse, R. (2009). Eine motivationstheoretische Fundierung Klärungsorientierter Psychotherapie. In R. Sachse, J. Fasbender, J. Breil & O. Püschel (Hrsg.), *Grundlagen und Konzepte Klärungsorientierter Psychotherapie* (S. 89–110). Göttingen: Hogrefe.

Reicherts, M. & Montini Lirgg, P. (2006). Effekte vertiefender Interventionen beim Erstkontakt – eine experimentelle Analogstudie verschiedener Interventionsformen. In R. Sachse & P. Schlebusch (Hrsg.), *Perspektiven Klärungsorientierter Psychotherapie* (S. 207–227). Lengerich: Pabst.

Rogers, C.R. (1959). A theory of therapy, personality, and interpersonal relationships as developed in the client-centered framework. In S. Koch (Ed.), *Psychology: A Study of a Science* (Vol. 3, pp. 184–256). New York: Mc Graw-Hill. Dt. Übers. (1987). Eine Theorie der Psychotherapie, der Persönlichkeit und der zwischenmenschlichen Beziehungen. Köln: GwG-Verlag.

Rogers, C.R. (1961). *On Becoming a Person.* Boston, MA: Houghton Mifflin.

Rogers, C.R. & Stevens, B. (1967). *Person to Person: The Problem of Being Human.* Lafayette, CA: Real People Press.

Rumelhart, D.E. (1980). Schemata: The building-blocks of cognition. In R. Spiro, B. Bruce & W. Brewer (Eds.), *Theoretical issues in reading comprehension.* Hillsdale, NJ: Erlbaum.

Sachse, R. (1982). Der Begriff des „Klientenzentrierten Handelns" und seine therapeutischen Konsequenzen: Vier Thesen für ein erweitertes Verständnis. *GwG-Info 40,* 44–50.

Sachse, R. (1983). Das Ein-Personen-Rollenspiel: Ein integratives Therapieverfahren. *Partnerberatung, 4,* 187–200.

Sachse, R. (1984). Vertiefende Interventionen in der Klientenzentrierten Psychotherapie. *Partnerberatung, 5,* 106–113.

Sachse, R. (1985). Focusing als prozesszielorientiertes Therapieangebot. *GwG-Info 60,* 14–30.

Sachse, R. (1986a). Gesprächspsychotherapie. *Kurseinheit zum Kurs „Formen der Psychotherapie" im Projekt „Wege zum Menschen" der Fern-Universität Hagen.*

Sachse, R. (1986b). Selbstentfaltung in der Gesprächspsychotherapie mit vertiefenden Interventionen. *Zeitschrift für Personenzentrierte Psychologie und Psychotherapie, 5,* 183–193.

Sachse, R. (1986c). Was bedeutet „Selbstexploration" und wie kann ein Therapeut den Selbstklärungsprozeß des Klienten fördern? Versuch einer theoretischen Klärung mit Hilfe sprachpsychologischer Konzepte. *GwG-Info 64,* 33–52.

Sachse, R. (1987). Funktion und Gestaltung der therapeutischen Beziehung in der Klienten-zentrierten Psychotherapie bei interaktionellen Zielen und Interaktionsproblemen des Klienten. *Zeitschrift für Klinische Psychologie, Psychopathologie und Psychotherapie, 35,* 219–230.

Sachse, R. (1988a). Steuerung des Explizierungsprozesses von Klienten durch zentrale Bearbeitungsangebote des Therapeuten. In W. Schönpflug (Hrsg.), *Bericht über den 36. Kongress der Deutschen Gesellschaft für Psychologie in Berlin, Bd. 1.* Göttingen: Hogrefe.

Sachse, R. (1988b). *From attitude to action: On the necessity of an action-oriented approach in client-centered therapy.* Berichte aus der Arbeitseinheit Klinische Psychologie, Fakultät für Psychologie, Ruhr-Universität Bochum, 64.

Sachse, R. (1989). Zur allgemeinpsychologischen Fundierung von Klientenzentrierter Therapie: Die Theorien zur „Konzeptgesteuerten Informationsverarbeitung“ und ihre Bedeutung für den Verstehensprozeß. In R. Sachse & J. Howe (Hrsg.), *Zur Zukunft der Klientenzentrierten Psychotherapie* (S. 76–101). Heidelberg: Asanger.

Sachse, R. (1990a). Acting purposefully in client-centered therapy. In P. J. D. Drenth, J. A. Sergeant & R.-J. Takens (Eds.), *European perspectives in psychology, 1* (pp. 65–80). New York: Wiley.

Sachse, R. (1990b). Concrete interventions are crucial: The influence of therapist's processing-proposals on the client's intra-personal exploration. In G. Lietaer, J. Rombauts & R. van Balen (Eds.), *Client-centered and experiential psychotherapy in the nineties* (pp. 295–308). Leuven, Belgium: Leuven University Press.

Sachse, R. (1990c). Schwierigkeiten im Explizierungsprozeß psychosomatischer Klienten: Zur Bedeutung von Verstehen und Prozeßdirektivität. *Zeitschrift für Klinische Psychologie, Psychopathologie und Psychotherapie, 38,* 191–205.

Sachse, R. (1990d). The influence of therapists' processing proposals on the explication process of the client. *Person-Centered Review, 5,* 321–344.

Sachse, R. (1991a). Gesprächspsychotherapie als „affektive Psychotherapie“: Bericht über ein Forschungsprojekt. Teil 1 in *GwG-Zeitschrift 83,* 30–42. Teil 2 in *GwG-Zeitschrift 84,* 32–40.

Sachse, R. (1991b). Probleme und Potentiale in der gesprächspsychotherapeutischen Behandlung psychosomatischer Klienten. In J. Finke & L. Teusch (Hrsg.), *Gesprächspsychotherapie bei Neurosen und Psychosomatischen Erkrankungen* (S. 197–215). Heidelberg: Asanger.

Sachse, R. (1991c). Spezifische Wirkfaktoren in der Klientenzentrierten Psychotherapie: Zur Bedeutung von Bearbeitungsangeboten und Inhaltsbezügen. *Verhaltenstherapie und psychosoziale Praxis, 23,* 157–171.

Sachse, R. (1991d). Zielorientiertes Handeln in der Gesprächspsychotherapie: Steuerung des Explizierungsprozesses von Klienten durch zentrale Bearbeitungsangebote des Therapeuten. In D. Schulte (Hrsg.), *Therapeutische Entscheidungen* (S. 89–106). Göttingen: Hogrefe.

Sachse, R. (1992a). *Zielorientierte Gesprächspsychotherapie – Eine grundlegende Neukonzeption.* Göttingen: Hogrefe.

Sachse, R. (1992b). Differential Effects of Processing Proposals and Content References on the Explication Process of Clients with Different Starting Conditions. *Psychotherapy Research, 4,* 235–251.

Sachse, R. (1992c). Zielorientiertes Handeln in der Gesprächspsychotherapie: Zum tatsächlichen und notwendigen Einfluß von Therapeuten auf die Explizierungsprozesse bei Klienten. *Zeitschrift für Klinische Psychologie, 21,* 286–301.

Sachse, R. (1993a). The effects of intervention phrasing of therapist-client communication. *Psychotherapy research, 3, 4,* 260–277.

Sachse, R. (1993b). Gesprächspsychotherapie mit psychosomatischen Klienten: Eine theoretische Begründung der Indikation. In L. Teusch & J. Finke (Hrsg.), *Die Explizierung der Krankheitslehre der Gesprächspsychotherapie auf der Ebene eines sprachpsychologischen Modells* (S. 173–193). Heidelberg: Asanger.

Sachse, R. (1994). Veränderungsprozesse im Verlauf Klientenzentrierter Behandlung psychosomatischer Patienten. In K. Pawlik (Hrsg.), *39. Kongress der Deutschen Gesellschaft für Psychologie* (S. 601–602). Hamburg: Psychologisches Institut I der Universität Hamburg.

Sachse, R. (1995a). *Der psychosomatische Klient in der Praxis: Grundlagen einer effektiven Therapie mit „schwierigen“ Klienten.* Stuttgart: Kohlhammer.

Sachse, R. (1995b). Zielorientierte Gesprächspsychotherapie: Effektive psychotherapeutische Strategien bei Klienten und Klientinnen mit psychosomatischen Magen-Darm-Erkrankungen. In J. Eckert (Hrsg.), *Forschung zur Klientenzentrierten Psychotherapie: Aktuelle Ansätze und Ergebnisse* (S. 27–49). Köln: GwG.

Sachse, R. (1995c). Psychosomatische Störungen als Beeinträchtigung der Selbstregulation. In S. Schmidtchen, G.-W. Speierer & H. Linster (Hrsg.), *Die Entwicklung der Person und ihre Störung, 2,* (S. 83–116). Köln: GwG.

Sachse, R. (1996). *Praxis der Zielorientierten Gesprächspsychotherapie.* Göttingen: Hogrefe.

Sachse, R. (1997a). Zielorientierte Gesprächspsychotherapie bei Klienten mit psychosomatischen Störungen. Therapiekonzepte und Ergebnisse. *Gesprächspsychotherapie und Personenzentrierte Beratung, 28,* 90–107.

Sachse, R. (1997b). Clientgerichte Psychotherapie bij psychosomatische stoornissen. *Tijdschrift voor Clientgerichte Psychotherapie, 35,* 5–32.

Sachse, R. (1997c). *Persönlichkeitsstörungen: Psychotherapie dysfunktionaler Interaktionsstile.* Göttingen: Hogrefe.

Sachse, R. (1998). Goal-oriented Client-centered Psychotherapy of Psychosomatic Disorders. In L. Greenberg, J. Watson & G. Lietaer (Eds.), *Handbook of experiential Psychotherapy* (pp. 295–327). New York: Guilford.

Sachse, R. (1999a). *Lehrbuch der Gesprächspsychotherapie.* Göttingen: Hogrefe.

Sachse, R. (1999b). *Persönlichkeitsstörungen. Psychotherapie dysfunktionaler Interaktionsstile* (2. Auflage). Göttingen: Hogrefe.

Sachse, R. (2000a). Bearbeitungsangebot. In G. Stumm & A. Pritz (Hrsg.), *Wörterbuch der Psychotherapie* (S. 69–70). Wien: Springer.

Sachse, R. (2000b). Zielorientierte Gesprächspsychotherapie. In G. Stumm & A. Pritz (Hrsg.), *Wörterbuch der Psychotherapie* (S. 793–794). Wien: Springer.

Sachse, R. (2000c). Perspektiven der therapeutischen Beziehungsgestaltung. In M. Hermer (Hrsg.), *Psychotherapeutische Perspektiven am Beginn des 21. Jahrhunderts* (S. 157–176). Tübingen: DGVT-Verlag.

Sachse, R. (2001a). Persönlichkeitsstörung als Interaktionsstörung: Der Beitrag der Gesprächspsychotherapie zur Modellbildung und Intervention. *Psychotherapie, 5, 2,* 282–292.

Sachse, R. (2001b). *Psychologische Psychotherapie der Persönlichkeitsstörungen.* Göttingen: Hogrefe.

Sachse, R. (2002). *Histrionische und narzisstische Persönlichkeitsstörungen.* Göttingen: Hogrefe.

Sachse, R. (2003a). *Klärungsorientierte Psychotherapie.* Göttingen: Hogrefe.

Sachse, R. (2003b). *Von der Gesprächspsychotherapie zur Klärungsorientierten Psychotherapie.* Bochum: Institut für Psychologische Psychotherapie.

Sachse, R. (2004a). Histrionische und narzisstische Persönlichkeitsstörungen. In R. Merod (Hrsg.), *Behandlung von Persönlichkeitsstörungen* (S. 357–404). Tübingen: DGVT-Verlag.

Sachse, R. (2004b). *Persönlichkeitsstörungen. Leitfaden für eine Psychologische Psychotherapie.* Göttingen: Hogrefe.

Sachse, R. (2005a). Motivklärung durch Klärungsorientierte Psychotherapie. In J. Kosfelder, J. Michalak, S. Vocks & U. Willutzki (Hrsg.), *Fortschritte der Psychotherapieforschung* (S. 217–231). Göttingen: Hogrefe.

Sachse, R. (2005b). *Von der Gesprächspsychotherapie zur Klärungsorientierten Psychotherapie: Kritik und Weiterentwicklung eines Psychotherapiekonzeptes.* Lengerich: Pabst Science Publishers.

Sachse, R. (2006a). Klärungsorientierte Psychotherapie. In R. Sachse & P. Schlebusch (Hrsg.), *Perspektiven Klärungsorientierter Psychotherapie* (S. 15–45). Lengerich: Pabst Science Publishers.

Sachse, R. (2006b). *Psychologische Psychotherapie bei chronisch entzündlichen Darmerkrankungen.* Göttingen: Hogrefe.

Sachse, R. (2006c). Valide Information entsteht im Therapieprozess: Zur Bedeutung von Beziehungsgestaltung und Klärung in der Anfangsphase von Psychotherapie. In R. Sachse & P. Schlebusch (Hrsg.), *Perspektiven Klärungsorientierter Psychotherapie* (S. 281–293). Lengerich: Pabst Science Publishers.

Sachse, R. (2006d). *Therapeutische Beziehungsgestaltung*. Göttingen: Hogrefe.

Sachse, R. (2007a). Klärungsorientierte Psychotherapie. In J. Kriz & T. Slunecko (Hrsg.), *Gesprächspsychotherapie* (S. 138–150), Wien: Facultas UTB.

Sachse, R. (2007b). Klärungsorientierte Psychotherapie bei chronisch entzündlichen Darmerkrankungen. In J. Kriz & T. Slunecko (Hrsg.), *Gesprächspsychotherapie* (S. 286–294). Wien: Facultas UTB.

Sachse, R. (2008a). Klärungsprozesse in der Psychotherapie. In J. Margraf & S. Schneider (Hrsg.), *Lehrbuch der Verhaltenstherapie,* 3. Auflage (S. 227–232). Berlin: Springer.

Sachse, R. (2008b). Histrionische und narzisstische Persönlichkeitsstörung. In M. Hermer & B. Röhrle (Hrsg.), *Handbuch der therapeutischen Beziehung, Bd. 2* (S. 1105–1125). Tübingen: DGVT-Verlag.

Sachse, R. (2013a). *Persönlichkeitsstörungen: Leitfaden für eine psychologische Psychotherapie* (2. Aufl.). Göttingen: Hogrefe.

Sachse, R. (2013b). Komplementäre Beziehungsgestaltung: Plananalyse und Klärungsorientierte Psychotherapie. In H. Znoj & T. Berger (Hrsg.), *Die Kunst und Wissenschaft der Psychotherapie* (S. 57–80). Bern: Hans Huber.

Sachse, R. (2014a). Schemata und ihre Relevanz für affektive und emotionale Verarbeitung. In R. Sachse & T. A. Langens (Hrsg.), *Emotionen und Affekte in der Psychotherapie* (S. 56–71). Göttingen: Hogrefe.

Sachse, R. (2014b). Therapeutischer Umgang mit Emotionen. In R. Sachse & T. A. Langens (Hrsg.), *Emotionen und Affekte in der Psychotherapie* (S. 73–88). Göttingen: Hogrefe.

Sachse, R. (2014c). Der therapeutische Umgang mit Träumen. In R. Sachse & T. A. Langens, (Hrsg.), *Emotionen und Affekte in der Psychotherapie* (S. 183–191). Göttingen: Hogrefe.

Sachse, R. (2014d). Therapeutische Arbeit mit Affekten. In R. Sachse & T. A. Langens (Hrsg.), *Emotionen und Affekte in der Psychotherapie* (S. 135–137). Göttingen: Hogrefe.

Sachse, R. (2014e). *Manipulation und Selbsttäuschung*. Heidelberg: Springer.

Sachse, R. & Atrops, A. (1989). Focusing: Beziehungs- oder Bearbeitungsangebot? In M. Behr, F. Petermann, W. M. Pfeiffer & C. Seewald (Hrsg.), *Jahrbuch für Personenzentrierte Psychologie und Psychotherapie, Bd. 1* (S. 107–119). Salzburg: Otto Müller.

Sachse, R. & Atrops, A. (1991). Schwierigkeiten psychosomatischer Klienten bei der Klärung eigener Emotionen und Motive: Mögliche Konsequenzen für die therapeutische Arbeit. *Psychotherapie, Psychosomatik, Medizinische Psychologie, 41,* 155–198.

Sachse, R., Atrops, A., Wilke, F. & Maus, C. (1992). *Focusing: Ein emotionszentriertes Psychotherapie-Verfahren*. Bern: Hans Huber.

Sachse, R. & Breil, J. (2011). Indikation zur Klärungsorientierten Psychotherapie. In R. Sachse, J. Fasbender, J. Breil & M. Sachse (Hrsg.), *Perspektiven Klärungsorientierter Psychotherapie II* (S. 80–93). Lengerich: Pabst Science Publishers.

Sachse, R., Breil, J. & Fasbender, J. (2009). Beziehungsmotive und Schemata: Eine Heuristik. In R. Sachse, J. Fasbender, J. Breil & O. Püschel (Hrsg.), *Grundlagen und Konzepte Klärungsorientierter Psychotherapie* (S. 66–88). Göttingen: Hogrefe.

Sachse, R., Breil, J., Fasbender, J., Püschel, O. & Sachse, M. (2009). Was ist Klärungsorientierte Psychotherapie? In R. Sachse, J. Fasbender, J. Breil & O. Püschel (Hrsg.), *Grundlagen und Konzepte Klärungsorientierter Psychotherapie* (S. 15–31). Göttingen: Hogrefe.

Sachse, R. & Fasbender, J. (2010). Klärungsprozesse in der Psychotherapie. In W. Lutz (Hrsg.), *Lehrbuch Psy*chotherapie (S. 377–392). Bern: Hans Huber.

Sachse, R. & Fasbender, J. (2011). Focusing: Eine Therapietechnik zur Repräsentation affektiver Schemata. In R. Sachse, J. Fasbender, J. Breil & M. Sachse (Hrsg.), *Perspektiven Klärungsorientierter Psychotherapie II* (S. 131–155). Lengerich: Pabst Science Publishers.

Sachse, R. & Fasbender, J. (2014a). Focusing: Die Repräsentation affektiver Bedeutungen. In R. Sachse & T. A. Langens (Hrsg.), *Emotionen und Affekte in der Psychotherapie*. Göttingen: Hogrefe.

Sachse, R. & Fasbender, J. (2014b). Was zeichnet Klärungsorientierte Psychotherapie aus? In R. Sachse, S. Schirm & S. Kiszkenow (Hrsg.), *Klärungsorientierte Psychotherapie in der Praxis*. Lengerich: Pabst.

Sachse, R., Fasbender, J. & Breil, J. (2009). Klärungsprozesse: Was soll im Therapieprozess geklärt werden? In R. Sachse, J. Fasbender, J. Breil & O. Püschel (Hrsg.), *Grundlagen und Konzepte Klärungsorientierter Psychotherapie* (S. 36–64). Göttingen: Hogrefe.

Sachse, R., Fasbender, J. & Sachse, M. (2011a). Therapeutische Regeln in der Klärungsorientierten Psychotherapie. In R. Sachse, J. Fasbender, J. Breil & M. Sachse (Hrsg.), *Perspektiven Klärungsorientierter Psychotherapie II,* 13–54. Lengerich: Pabst Science Publishers.

Sachse, R., Fasbender, J. & Sachse, M. (2011b). Grundannahmen, Anwendungsbereiche und Kompatibilitäten Klärungsorientierter Psychotherapie. In R. Sachse, J. Fasbender, J. Breil & M. Sachse (Hrsg.), *Perspektiven Klärungsorientierter Psychotherapie II* (S. 55–67). Lengerich: Pabst Science Publishers.

Sachse, R. & Langens, T. A. (2014a). *Emotionen und Affekte in der Psychotherapie*. Göttingen: Hogrefe.

Sachse, R. & Langens, T. A. (2014b). Bedeutung von Affekten. In R. Sachse & T. A. Langens (Hrsg.), *Emotionen und Affekte in der Psychotherapie* (S. 34–47). Göttingen: Hogrefe.

Sachse, R. & Langens, T. A. (2014c). Implikationsstrukturen von Emotionen. In R. Sachse & T. A. Langens (Hrsg.), *Emotionen und Affekte in der Psychotherapie* (S. 47–56). Göttingen: Hogrefe.

Sachse, R. & Maus, C. (1987). Einfluß differentieller Bearbeitungsangebote auf den Explizierungsprozeß von Klienten in der Klientenzentrierten Psychotherapie. *Zeitschrift für Personenzentrierte Psychologie und Psychotherapie, 6,* 75–86.

Sachse, R. & Maus, C. (1991). *Zielorientiertes Handeln in der Gesprächspsychotherapie*. Stuttgart: Kohlhammer.

Sachse, R. & Musial, E. H. (1981). *Kognitionsanalyse und Kognitive Therapie*. Stuttgart: Kohlhammer.

Sachse, R. & Neumann, W. (1983). Prozeßmodell zum Focusing unter Berücksichtigung spezifischer Probleme. *GwG-Info 53,* 51–75.

Sachse, R. & Neumann, W. (1986). Prognostische Indikation zum Focusing aufgrund von Selbstexploration und Selbsterleben von Klienten in Klientenzentrierter Psychotherapie. *Zeitschrift für Personenzentrierte Psychologie und Psychotherapie, 5,* 79–85.

Sachse, R. & Neumann, W. (1987a). Entwicklung und Überprüfung von Maßen zur Beurteilung des Erfolges im Focusing. *Bochumer Berichte zur Klinischen Psychologie, Nr. 3.*

Sachse, R. & Neumann, W. (1987b). Prognostische Indikation zum Focusing aufgrund von Klienten-Prozeßerfahrungen in Klientenzentrierter Psychotherapie. *Bochumer Berichte zur Klinischen Psychologie, Nr. 2.*

Sachse, R., Püschel, O., Fasbender, J. & Breil, J. (2008). *Klärungsorientierte Schema-Bearbeitung – Dysfunktionale Schemata effektiv verändern*. Göttingen: Hogrefe.

Sachse, R. & Rudolph, R. (1992a). Gesprächspsychotherapie mit psychosomatischen Klienten? Eine empirische Untersuchung auf der Basis der Theorie der objektiven Selbstaufmerksamkeit. In M. Behr, U. Esser, F. Petermann, W. M. Pfeiffer & R. Tausch (Hrsg.), *Jahrbuch für Personenzentrierte Psychologie und Psychotherapie, 3,* 66–84. Köln: GwG-Verlag.

Sachse, R. & Rudolph, R. (1992b). Selbstaufmerksamkeit bei psychosomatischen Patienten. *Zeitschrift für Klinische Psychologie, Psychopathologie und Psychotherapie, 40,* 146–164.

Sachse, R. & Sachse, M. (2009). Klärungsorientierte Psychotherapie: Empirische Ergebnisse und Schlussfolgerungen für die Praxis. In R. Sachse, J. Fasbender, J. Breil & O. Püschel (Hrsg.),

Grundlagen und Konzepte Klärungsorientierter Psychotherapie (S. 232–252). Göttingen: Hogrefe.

Sachse, R. & Sachse, M. (2011). Implikationsstrukturen: Verstehen, Modellbildung und therapeutische Explizierungen. In R. Sachse, J. Fasbender, J. Breil & M. Sachse (Hrsg.), *Perspektiven Klärungsorientierter Psychotherapie II* (S. 94–172). Lengerich: Pabst Science Publishers.

Sachse, R. & Takens, R. J. (2003). *Klärungsprozesse in der Psychotherapie.* Göttingen: Hogrefe.

Schank, P. C. & Abelson, R. P. (1977). *Scripts, plans, goals and understanding.* Hillsdale, NJ: Erlbaum.

Scheffer, D. (2005). *Implizite Motive.* Göttingen: Hogrefe.

Scheffer, D. (2009). Implizite und explizite Motive. In V. Brandstätter & J. H. Otto (Hrsg.), *Handbuch der Allgemeinen Psychologie – Motivation und Emotion* (S. 29–36). Göttingen: Hogrefe.

Segal, Z. V. (1988). Appraisal of the self-schema construct in cognitive models of depression. *Psychological Bulletin, 103*, 147–162. http://doi.org/10.1037/0033-2909.103.2.147

Sermat, V. & Smyth, M. (1973). Content analysis of verbal communication in the development of a relationship: Conditions influencing self-disclosure. *Journal of Personality and Social Psychology, 26*, 332–346. http://doi.org/10.1037/h0034473

Takens, R. J. (1995). Een wijze van (be)werken. In G. Lietaer & M. van Kalmthout, *Praktijkboek gesprekstherapie: Psychopathologie en experientiele procesbevordering* (S. 93–106). Utrecht, The Netherlands: De Tijdstroom.

Takens, R. J. (1996). *Anwendung der Bearbeitungsskalen: Einzelne empirische Befunde.* Vortrag auf dem 40. Kongress der Deutschen Gesellschaft für Psychologie, München.

Takens, R. J. (2001). *Een vreemde nabij.* Amsterdam: Vrije Universiteit.

Tallis, F. (1995). *Obsessive Compulsive Disorder: A Cognitive and Neuropsychological Perspective.* Chichester, UK: Wiley.

Tallis, F. (1999). Unintended thoughts and images. In T. Dalgleish & M. Power (Eds.), *Handbook of Cognition and Emotion* (pp. 281–299). New York: Wiley. http://doi.org/10.1002/0470013494.ch15

Taylor, S. E. & Crocker, J. (1981). Schematic bases of social information processing. In E. T. Higgins, P. Herman & M. Zanna (Eds.), *Social cognition: The Ontario Symposium, Vol. 1.* Hillsdale, NJ: Erlbaum.

Teasdale, J. D. & Barnard, P. J. (1993). *Affect cognition and change: re-modelling depressive thought.* Hove, UK: Erlbaum.

Truax, C. B. & Mitchell, K. M. (1971). Research on certain therapist interpersonal skills in relation to process and outcome. In A. E. Bergin & S. L. Garfield (Eds.), *Psychotherapy and behavior change* (pp. 299–344). New York: Wiley.

Ulich, D. (1991). *Emotionale Entwicklung als Aufbau emotionaler Schemata.* Augsburger Berichte zur Entwicklungspsychologie und Pädagogischen Psychologie, Nr. 54. Universität Augsburg.

Ulich, D. (1994). Sozialisations- und Erziehungseinflüsse in der emotionalen Entwicklung. In K. Schneewind (Hrsg.), *Psychologie der Erziehung und Sozialisation.* (Enzyklopädie der Psychologie, Themenbereich D, Serie I, *Bd. 1*, 229–257). Göttingen: Hogrefe.

Ulich, D., Kienbaum, J. & Volland, C. (1999). Emotionale Schemata und Emotionsdifferenzierung. In W. Friedlmeier & M. Holodynski (Hrsg.), *Emotionale Entwicklung* (S. 52–98). Heidelberg: Spektrum.

Ulich, D. & Mayring, P. (1992). *Psychologie der Emotionen.* Stuttgart: Kohlhammer.

Wandschneider, D. (1997). *Das Problem der Dialektik.* Bonn: Bouvier.

Praxis der Psychotherapie von Persönlichkeitsstörungen

Herausgegeben von R. Sachse / P. Hammelstein / T. Langens

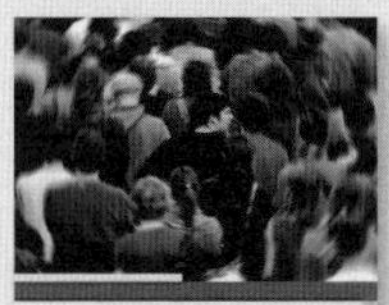

Klärungsorientierte Psychotherapie der zwanghaften Persönlichkeitsstörung

Band 7: 2015. 100 Seiten,
€ 22,95 / CHF 29,90
ISBN 978-3-8017-2713-0
Auch als E-Book erhältlich

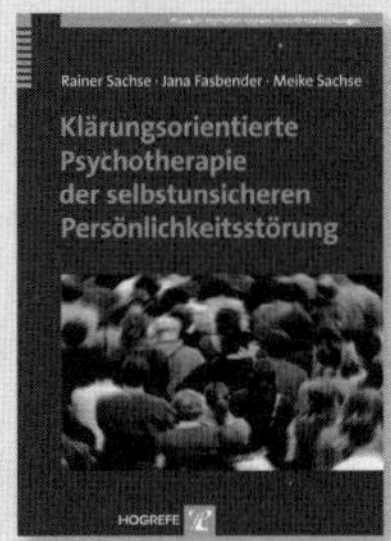

Klärungsorientierte Psychotherapie der selbstunsicheren Persönlichkeitsstörung

Band 6: 2014. 93 Seiten,
€ 22,95 / CHF 32,90
ISBN 978-3-8017-2619-5
Auch als E-Book erhältlich

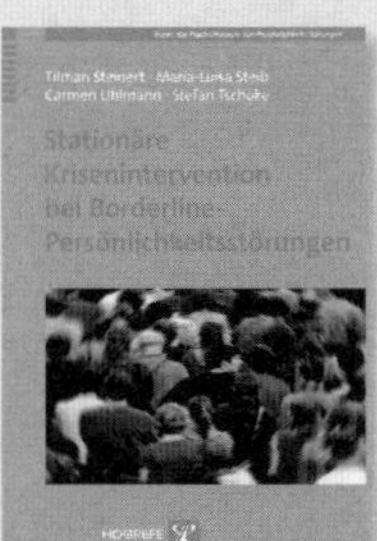

Stationäre Krisenintervention bei Borderline-Persönichkeitsstörungen

Band 5: 2014. 116 Seiten,
€ 22,95 / CHF 32,90
ISBN 978-3-8017-2545-7
Auch als E-Book erhältlich

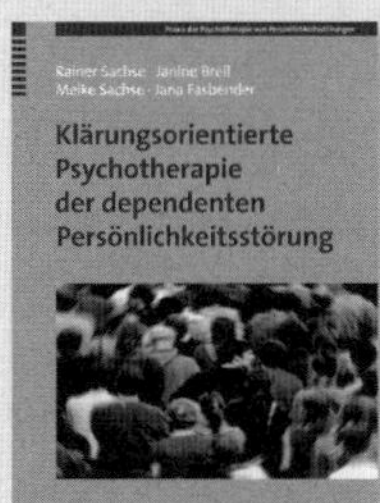

Klärungsorientierte Psychotherapie der dependenten Persönlichkeitsstörung

Band 4: 2013. 112 Seiten,
€ 22,95 / CHF 32,90
ISBN 978-3-8017-2515-0
Auch als E-Book erhältlich

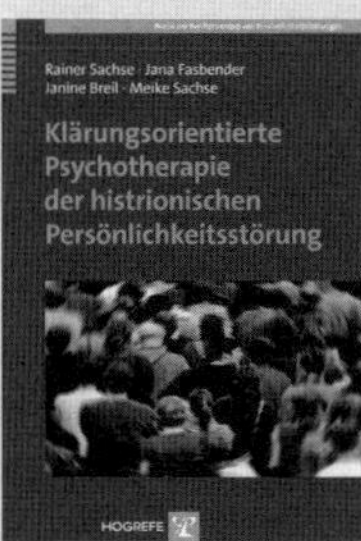

Klärungsorientierte Psychotherapie der histrionischen Persönlichkeitsstörung

Band 3: 2012. 127 Seiten,
€ 22,95 / CHF 32,90
ISBN 978-3-8017-2428-3
Auch als E-Book erhältlich

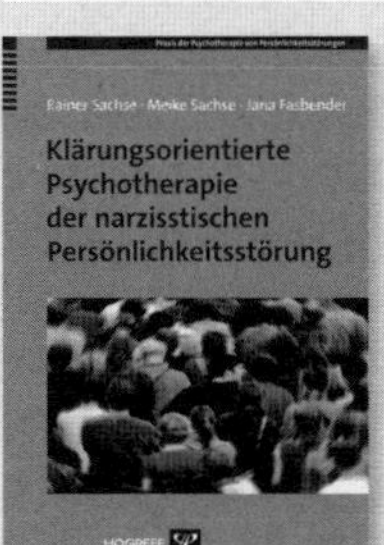

Klärungsorientierte Psychotherapie der narzisstischen Persönlichkeitsstörung

Band 2: 2011. 124 Seiten,
€ 22,95 / CHF 32,90
ISBN 978-3-8017-2386-6
Auch als E-Book erhältlich

www.hogrefe.de

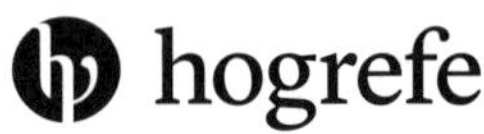